JN033316

痛くて歩けない 外反母趾の治し方

「共鳴穴」を探り当てる
エトレ方式の施術

東洋治療院エトレ 院長
原 珠枝 著

現代書林

はじめに

私は東京の浅草と銀座で治療院を開いています。街の中を華やかなファッションに身を包んだ人たちが素敵に感じられます。特に、歩行姿勢がきれいな人に憧れます。また、そうでない歩行姿勢が気になりました。ペタペタ歩きや内股歩き、外股歩きの人が多いのです。中には骨盤を左右に振って歩いている人もいます。外反母趾にならなければと心配にもなりました。

私の治療院には外反母趾に悩む多くの女性が来院されます。腰痛などの訴えで来られた患者さんの足を見ると、外反母趾だったという経験もたくさんあります。本人が自覚していなくても、外反母趾になっている人が案外いるのです。

外反母趾になると、足の変形や痛みをかばおうとひざや腰に負担がかかり、ひざ関節症や腰痛を引き起こすこともあります。放置すれば、やがて骨盤が歪み、背骨や首にも痛みが出てきてしまうことを懸念します。

慢性的痛みが自律神経に影響して、胃腸などの内臓機能の低下を招くこともあります。

また、外反母趾で足に痛みが出ると、歩くことが苦痛になり、外出しなくなります。運動不足による肥満から生活習慣病を発症したり、家に籠りきりでストレスがたまったりする心配があります。

外反母趾になると、痛みに悩まされるなどＱＯＬ（生活の質）を低下させるだけでなく、全身の不調を招くかもしれないのです。「足の痛みぐらい」と軽視したり、「どうせ治らない」と諦めたりしないでください。

外反母趾の人は、かかとから着地して親指でけり出すという正しい歩き方ができていません。親指を使っていないのです。親指を動かしていないので、土踏まずなど足のアーチが崩れ、足の裏全体で着地するペタペタ歩きをしています。スナップのきいた歩き方をしていません。足で歩かず、靴で歩いているのだなと思います。

最近は、子どもにも外反母趾が増えています。外反母趾でない子どもも、歩き方を見ていると、ペタペタ歩きだったり、指を使わずかかとで歩く引きずり歩きだったり。将来、外反母趾になってしまうのではと今から心配です。

私が鍼灸師になり、治療院を開業して25年がたちましたが、その間に古典的鍼灸治療とエネルギー療法を組み合わせたエトレ方式の施術法を創案しました。エトレ方式でさまざまな症状を改善してきましたが、外反母趾についても改善の実績を積み上げています。

親指をはじめ足の筋肉や関節の緊張をほぐし、正しい位置に戻すことで、親指が動くようになるのです。親指が稼働することで、他の指も動くようになり、正しい歩き方ができるようになり、アーチの崩れがなくなり、親指の筋肉がつくと外反母趾も改善されていきます。

外反母趾の痛みに悩んでいる人、外反母趾は治らないと諦めている人、外反母趾のお子さんをもつお父さんお母さんなどに、エトレ方式を知っていただければと本書を執筆しました。

外反母趾の一般的な治療への誤解、外反母趾になるさまざまな要因、外反母趾に関係する足のトラブル、エトレ方式の詳細のほか、外反母趾の予防や再発防止のためのフットケアも紹介しています。

本書がきっかけで、一人でも多くの人が外反母趾の悩みから解放されることを心から祈っています。

２０２０年９月

東洋治療院エトレ　原　珠枝

目次

第1章

テープの固定では外反母趾は治らない!

第2章

外反母趾の敵はハイヒールばかりではありません

第3章 外反母趾の根本原因にアプローチするエトレ方式

第4章 外反母趾を治すと心も体も健康になる

第5章 美と健康は足元から！ かんたんフットケア

付　章

外反母趾についてさまざまな疑問に答えます

第1章

テープの固定では外反母趾は治らない！

「手術しなければ治らない」は間違っている!

外反母趾は、女性の足のトラブルの代表的なものです。親指が人差し指側にくの字に曲がり、親指の付け根の関節の内側が出っ張って靴に当たり、痛みが生じます。

私の治療院には「靴を脱いでも痛い」「病院では手術しかないと言われたけど、手術は怖い……」という患者さんが来院されます。皆さん、外反母趾はなかなか治らない、手術しなければ治らない、と思い込んでいるのです。

一般的に病院や治療院で行われる外反母趾の治療は、親指と人差し指の間などに矯正装具をつける装具療法、テープや包帯、サポーターで固定するテーピング療法などがあり、そうした方法でも治らない場合に手術が検討されることになります。

しかし、これらの治療法はいずれも足の形を整える方法であり、出っ張りを強制的に矯正すれば痛くなくなるという対症療法に過ぎません。親指がくの字に曲がってしまう根本原因を治さなければ、手術をしても再発することになりかねません。

私は大勢の外反母趾の患者さんを見てきて、足の親指を動かせることがポイントではないかと考えるようになりました。靴に当たって痛みが出ている出っ張りの炎症を取り除き、関節をゆるめ、筋肉の緊張をほぐして、親指が自分の意志で動かせるように施術すると、ほとんどの場合、親指は動き出します。

このような私の施術で、外反母趾の痛みから解放され、手術をしなくてもよくなっ

外反母趾矯正装具

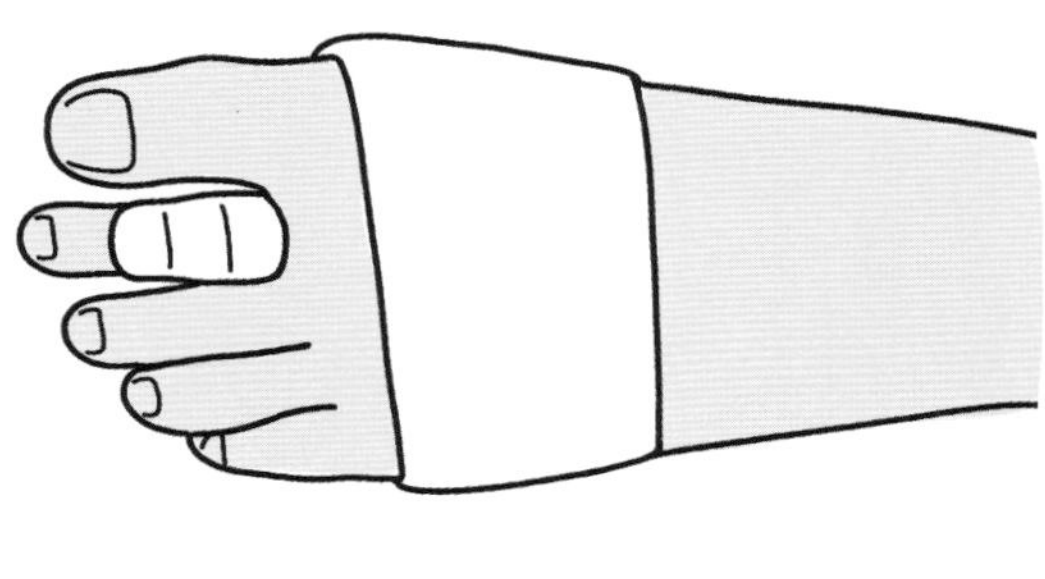

テーピングをした場合

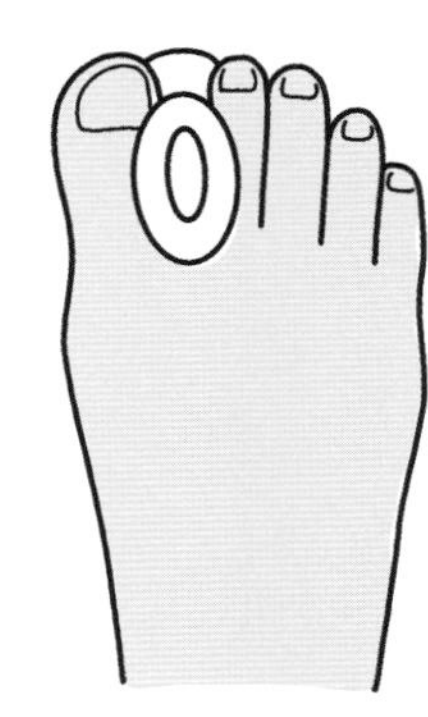

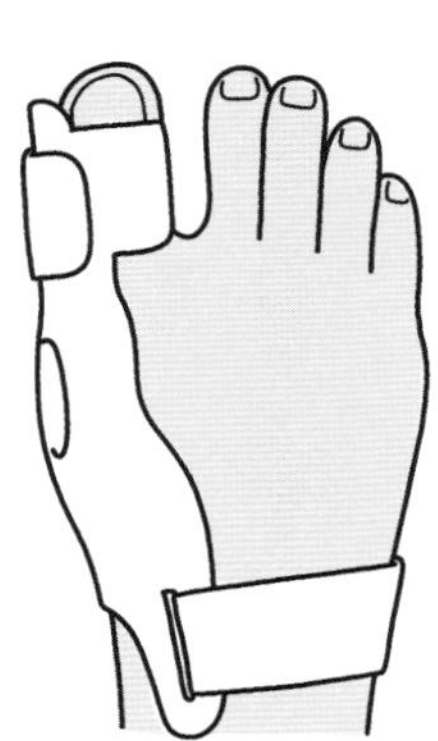

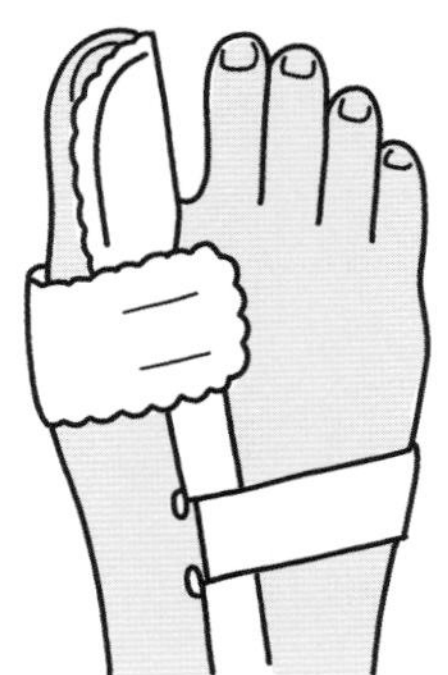

た患者さんがたくさんいらっしゃいます。

そもそも外反母趾って？

ここで、外反母趾とはどんな症状なのか、少し詳しく説明しておきましょう。

外反母趾とは「親指が人差し指側にくの字に曲がり、付け根の関節の内側が出っ張っている」状態と述べましたが、「外反母趾診療ガイドライン２０１４」（日本整形外科学会、日本足の外科学会監修・南江堂）では、「母趾が母趾ＭＴＰ関節で外転し、内側が突出した状態」と定めています。母趾とは親指のことで、母趾ＭＴＰ関節は母趾中足趾節関節のことです。そして、外反母趾角（ＨＶ角）が、20度以上が外反母趾と診断され、20～30度未満が軽症、30～40度未満が中等症、40度以上が重症としています。

足のアーチと外反母趾の関係

足には全部で28個の骨があり、右足と左足で56個になります。人間の全身には約２００個の骨があるので、約４分の１が足に集中していることになります。骨同士を靭帯がつなぎ、さらに筋肉が支えています。私たちの足は、多くの骨や靭帯、筋肉が組み合わさって精密な立体構造となっているのです。

そして、足の大きな特徴として、縦方向のアーチと横方向のアーチがあります。縦方向のアーチは土踏まずと呼ばれるものです。

骨の骨格のしくみ（右足の場合）

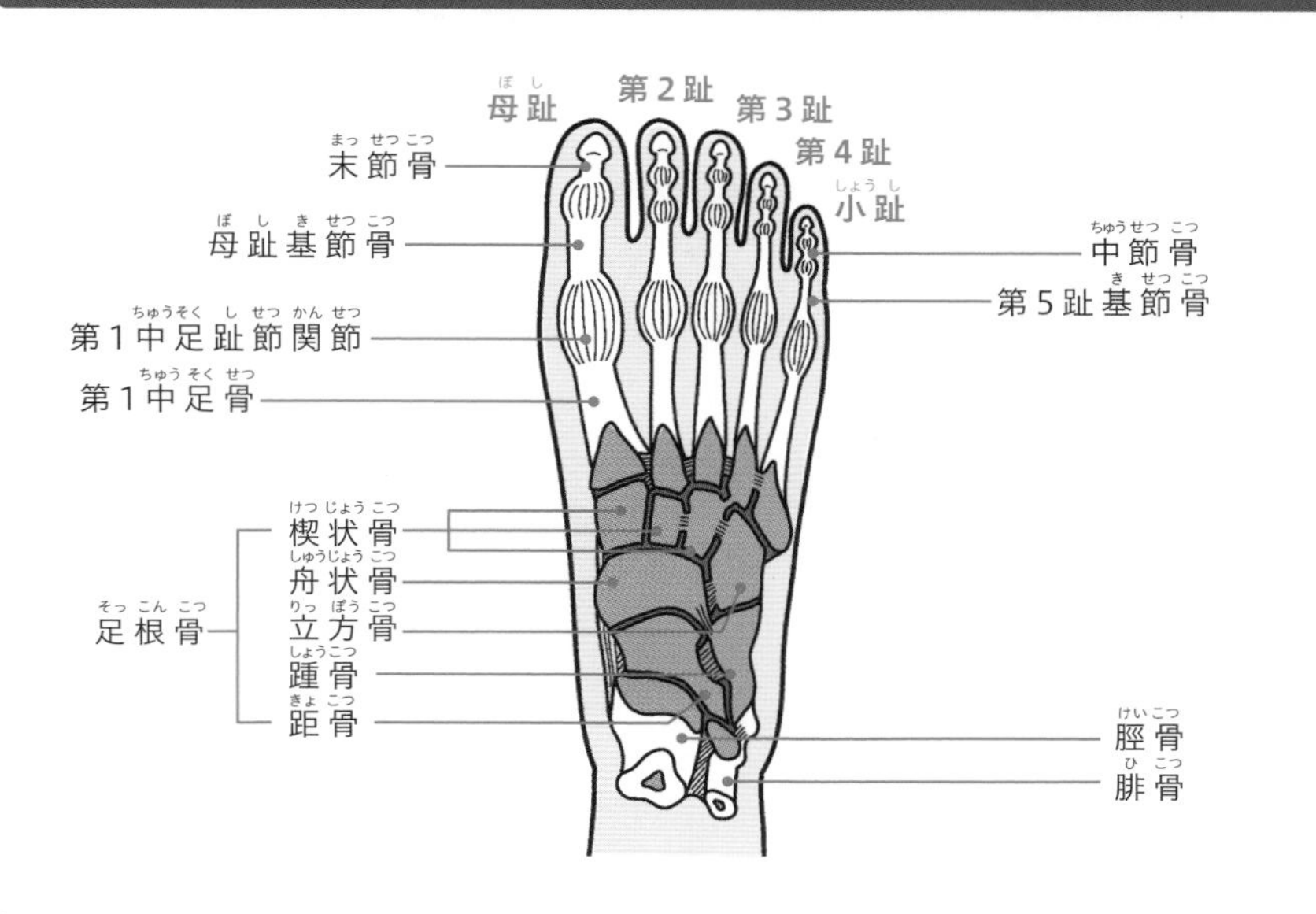

外反母趾の診断基準

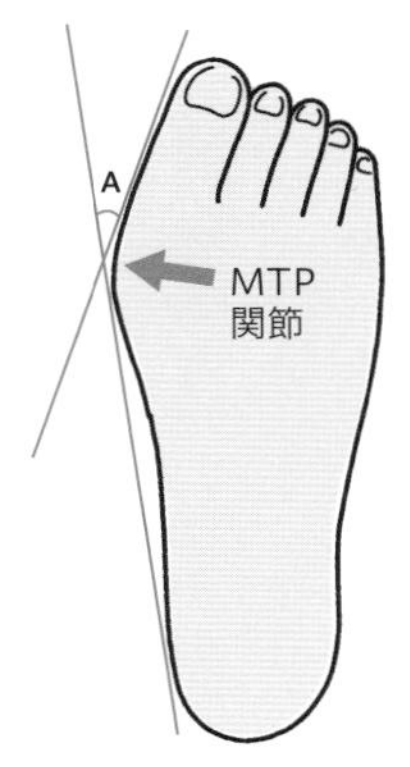

20度～30度未満……**軽症の外反母趾**

30度～40度未満……**中等症の外反母趾**

40度以上………………**重症の外反母趾**

足のアーチは、地面からの衝撃を吸収するクッションの役割を果たし、地面をけり返すバネの役割も担っています。特に親指を反らすと、土踏まずが持ち上がり、けり出す力が増し、歩くときの体重移動がスムーズになります。これをウィンドラスの巻き上げ機構と呼びます。

ところが、足のアーチがつぶれてくると、足の幅が広がり、親指は内側に広がっていき、やがて親指の付け根についている母趾内転筋という筋肉によって外側に引っ張られ、くの字に曲がっていき、外反母趾となります。

アーチの崩れは、外反母趾の大きな原因の一つに挙げられています。アーチが崩れる理由として、解説書などでは加齢や体重の増加、関節リウマチなどの骨や靭帯がもろくなる病気などと説明しています。加齢や体重増加によって足への負担がかかり、アーチを支える骨や靭帯、筋肉が衰えてしまうからとされています。

しかし、**私は関節リウマチなどの病気が原因の場合を除き、親指をはじめ足の指を動かせていないことが影響しているのではないかと考えています。**

卵が先か、鶏が先か、という議論になってしまいますが、足の指を動かしていなければ、骨も靭帯も筋肉も衰えていく一方です。その結果、アーチがつぶれ、外反母趾を引き起こすという側面もあるのではないでしょうか。

足のアーチ構造

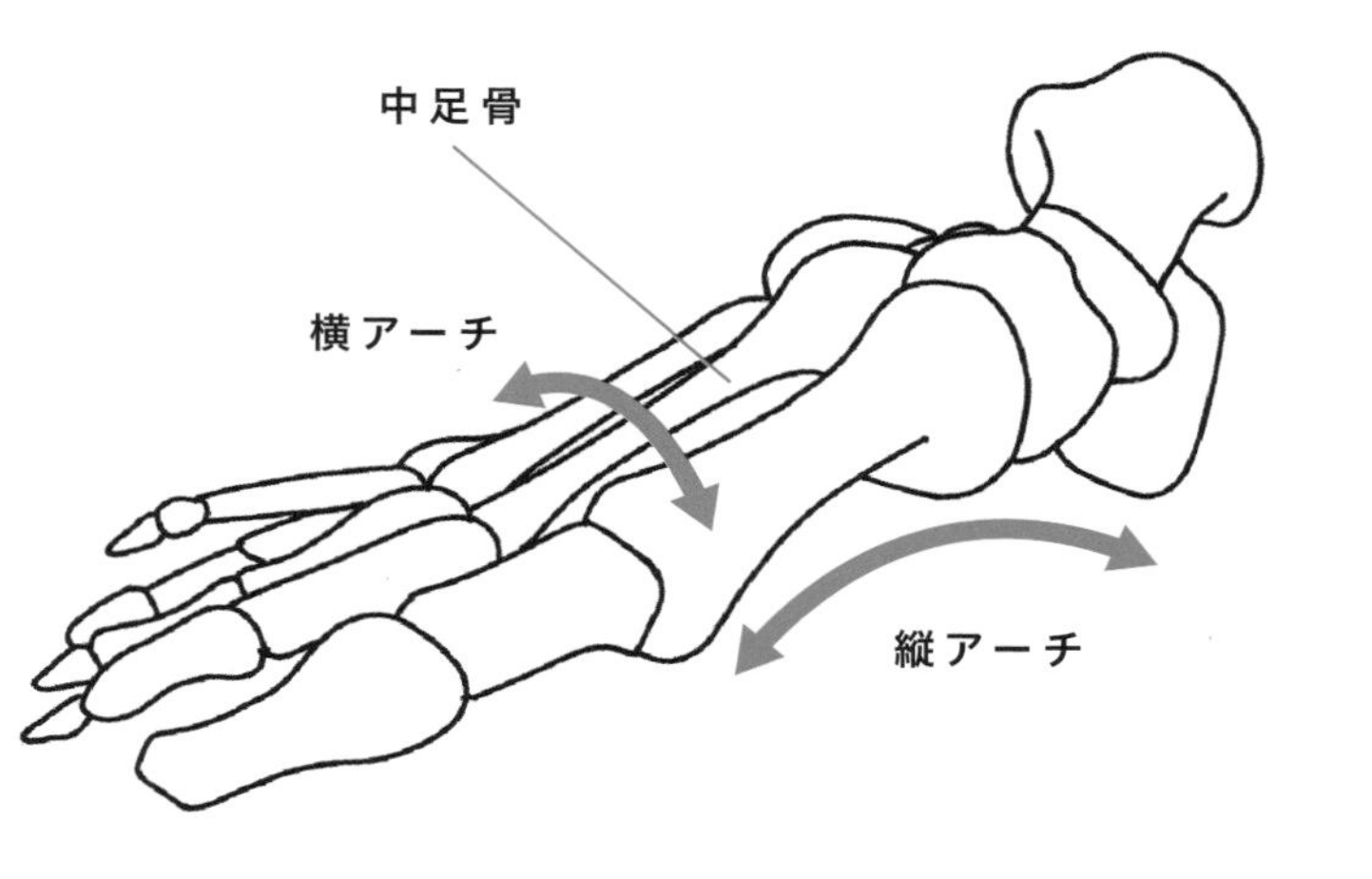

ウィンドラスの巻き上げ機構

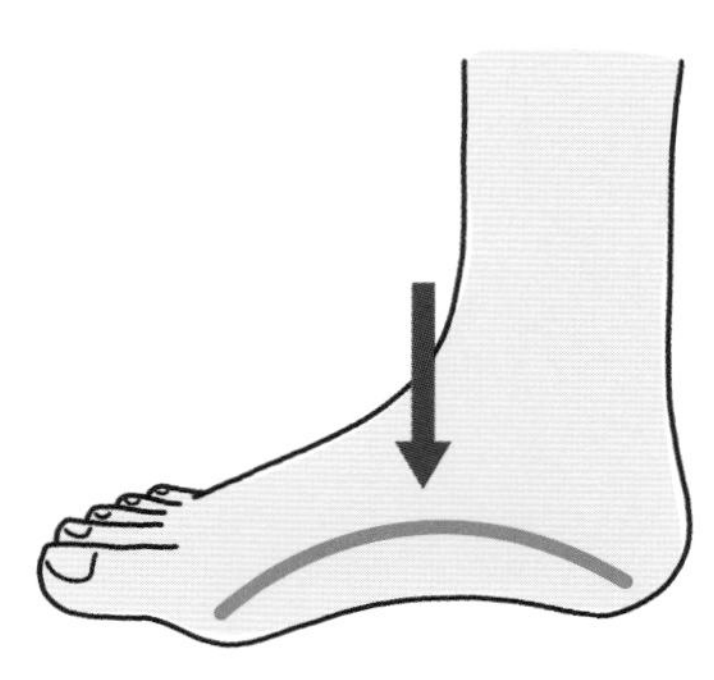

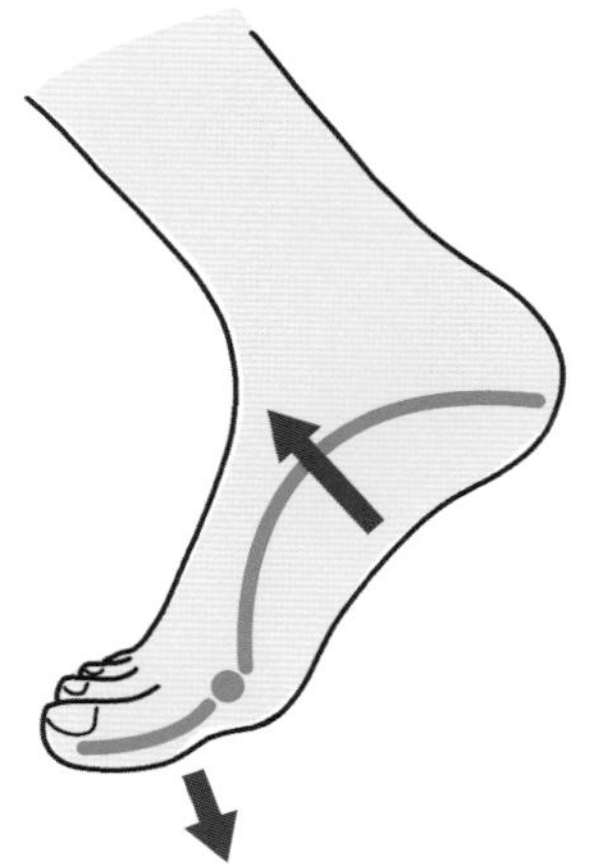

体重でアーチがつぶれた後、
アーチの跳ね返る力が蹴り出しの力と連動し、
推進力を上げる

足の指が動かせていないと さまざまな症状が……

親指をはじめ足の指を動かせることがいかに大事であるか、外反母趾の患者さんを長年見てきて実感してきたことです。指を動かせない、あるいは動かなくなったままにしておくことで、アーチが崩れ、さまざまな足のトラブルが発生します。

開帳足

横のアーチがつぶれてしまうことで、足が扇の形のように横に広がってしまっている足を開帳足と呼びます。

今まではいていた靴の横幅がきつくなったら、開帳足かもしれません。開帳足になると、アーチが消失しているので足裏に負担がかかり、足が疲れやすくなります。

足が広がった状態なので、親指の先端が筋肉や靭帯に引っ張られて人差し指側に傾きはじめ、外反母趾になりやすくなります。

浮指

足指が地面につかず浮いている状態が浮指です。横アーチが崩れているため、指の付け根が地面についていて、指が浮いてしまいます。

浮指になっていると、当然のことながら、指で地面をけることができません。指を使えていないので、体重のスムーズな移動ができず、正しい歩き方ができていないと思われます。また、地面をけったときの衝撃を吸収できないので、足首やひざを痛める原因にもなっています。

扁平足

縦アーチが崩れ、土踏まずがない状態になった足を扁平足と呼びます。

縦アーチが崩れると、踵骨（しょうこつ）（15ページの図参照）が内側に倒れ（回内＝かいない）、アキレス腱がくの字に曲がります。続いて足根骨が内側に倒れ、舟状骨も低くなって、通常は地面につかない足底の部分が、地面と接触するようになります。

骨が内側に倒れてくると、骨を支えていた靭帯も引き延ばされ、炎症を引き起こしたり、伸びたりします。

そして、縦アーチが崩れ回内すると、甲の部分は内側に力がかかり、横アーチも内側に向かって斜めに押しつぶされ、足の横幅が広がり、外反母趾が発症しやすくなります。

内反小趾

小指が薬指側に曲がり、小指の付け根（第5中足骨頭部）が外側に出っ張っている状態が内反小趾です。

内反角度が10度以上で内反小趾と診断され、10～20度未満が軽症、20～30度未満が中等症、30度以上が重症です。

外反母趾と同時に起こることもあります。親指の先端が人差し指側に曲がると、バランスを取ろうと小指が薬指側に倒れてくるのです。

内反小趾は、がに股の男性にも見られます。がに股で足の外側に力がかかり、縦アーチがつぶれて、内反小趾になりやすくなるのです。

タコ、ウオノメ

外反母趾で親指がくの字に曲がってしまうと、力強く地面をけり出すことができなくなり、人差し指が代わりにけるようになります。人差し指の付け根は、横アーチの崩れによって裏側に出っ張ってしまい、地面をけることでタコができてしまうことが多いです。

扁平足の場合、アーチがつぶれているので、親指や小指、足底などにタコができやすくなります。

内反小趾では小指の付け根が出っ張り、靴に当たってタコができやすくなります。

タコは皮膚の表面が固くなったものですが、ウオノメは進行して下部に芯ができ、痛みが強くなります。

巻き爪

爪の端が横方向に丸くなり、内側に巻いた状態を巻き爪と呼びます。巻いた部分が指の筋肉に当たって炎症を起こし、進行すると赤く腫れることもあります。

爪は何のためにあるのかなど、考えたこともない人がほとんどではないでしょうか。実は、爪は人間にとって大変重要な役割を果たしています。爪には、指を保護する、指の力を補強する、指の動きのバランスを取るといった大事な働きがあります。

指の先端には骨がありません。そこで、足の爪は地面からの力を受け止め、指を支えています。爪がなければ、指に力が入らず、足で地面をけることができません。バランスも崩れて、転びやすくなるでしょう。

そんな大切な爪が巻き爪になって、痛み

コラム

珠枝先生のほっとひと息、ティータイム

「外反」「内反」の意味をご存知ですか？

外反母趾は親指の付け根の関節の内側が出っ張っています。出っ張ったところが痛むし、見た目にも足が内側に出っ張っているので、「内側に出ているのに、なぜ外反って呼ぶのだろう？」と疑問に思う人も少なくありません。

人体を正面から見たとき、中心を走る線を正中線と言います。正中線から外側に反っているのが「外反」で、正中線に向かって倒れ込んでくる状態が「内反」です。

つまり、**親指の付け根が出っ張る方向ではなく、親指の先端の曲がる方向で「外反母趾」と名付けられた**のです。

反対に小指が正中線に向かって倒れてくる場合は、「内反小趾」という呼び方になります。

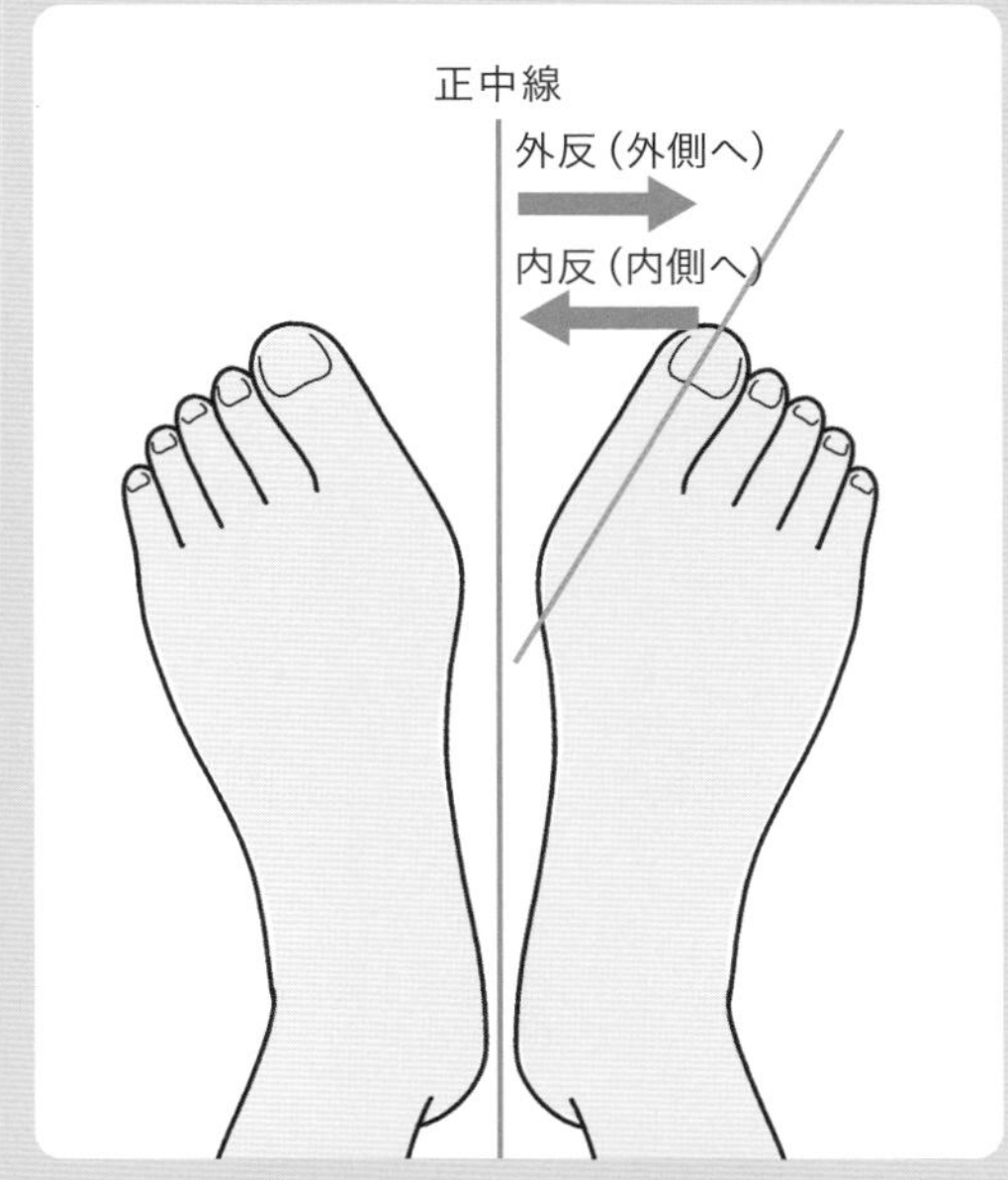

開帳足

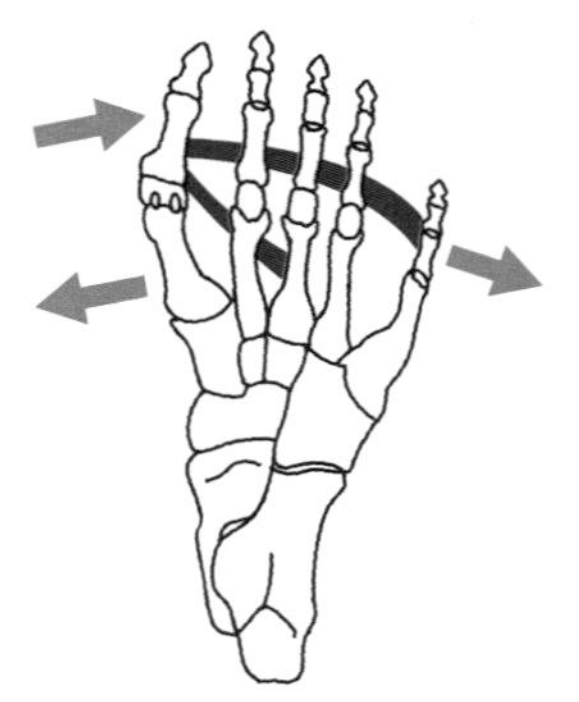

足の横アーチが崩れると足は横に広がっていきます。すると、足の親指が筋肉や靭帯に引っ張られてしまい、親指が小指側に曲がっていってしまいます。

浮指

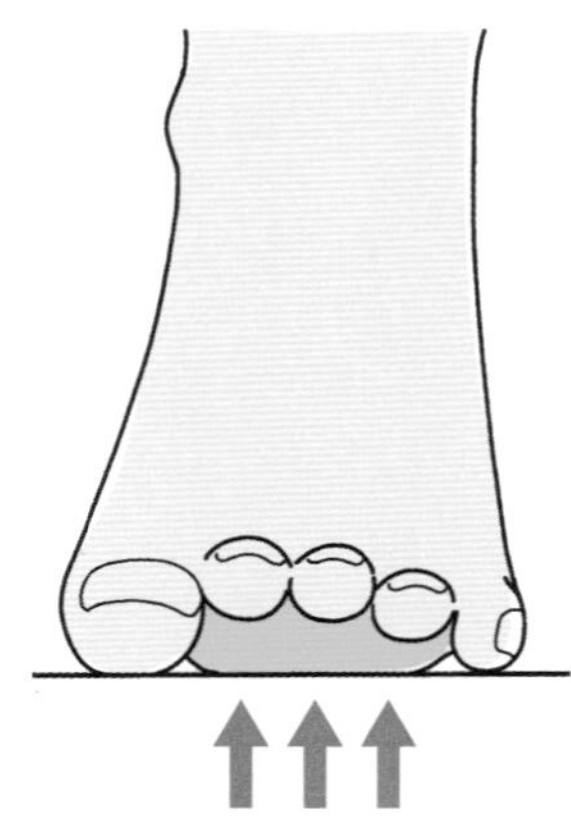

指が地面に着かず、浮いている状態です。

扁平足

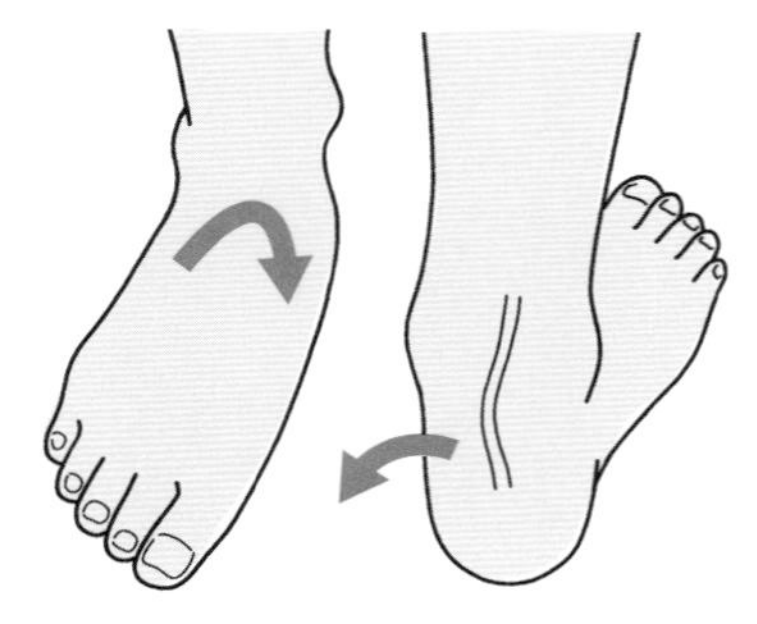

足のアーチが低くなり、土踏まずが少なくなります。踵骨が倒れて、アキレス腱が「く」の字のように曲がって見えます。

フラットアーチ

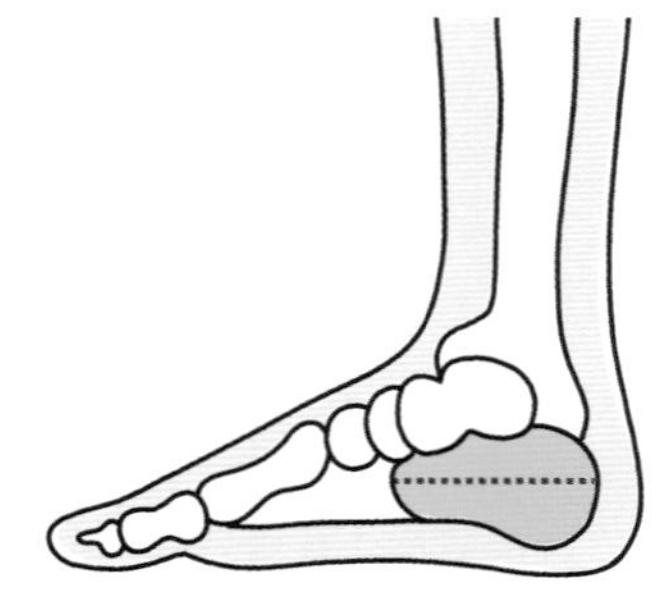

アーチが下がり、
土踏まずがなくなります。

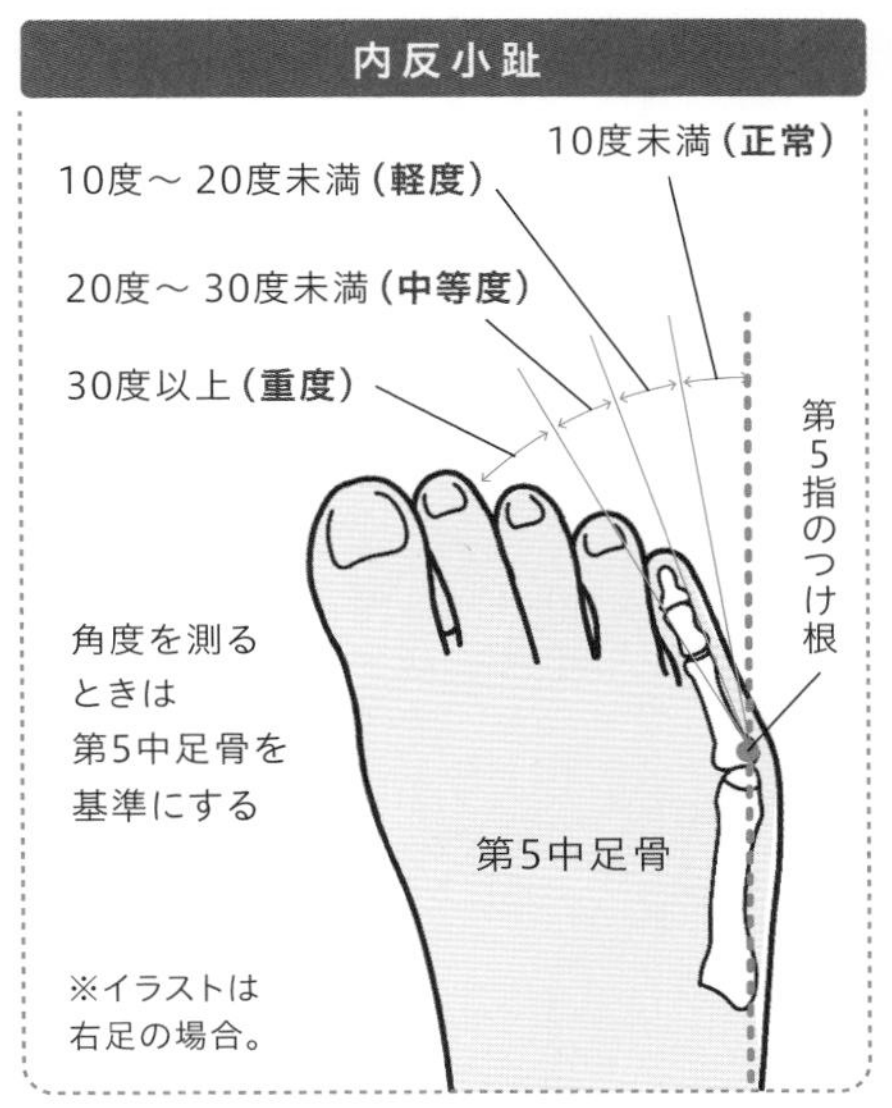
内反小趾
10度未満（正常）
10度～20度未満（軽度）
20度～30度未満（中等度）
30度以上（重度）
第5指のつけ根
角度を測るときは第5中足骨を基準にする
第5中足骨
※イラストは右足の場合。

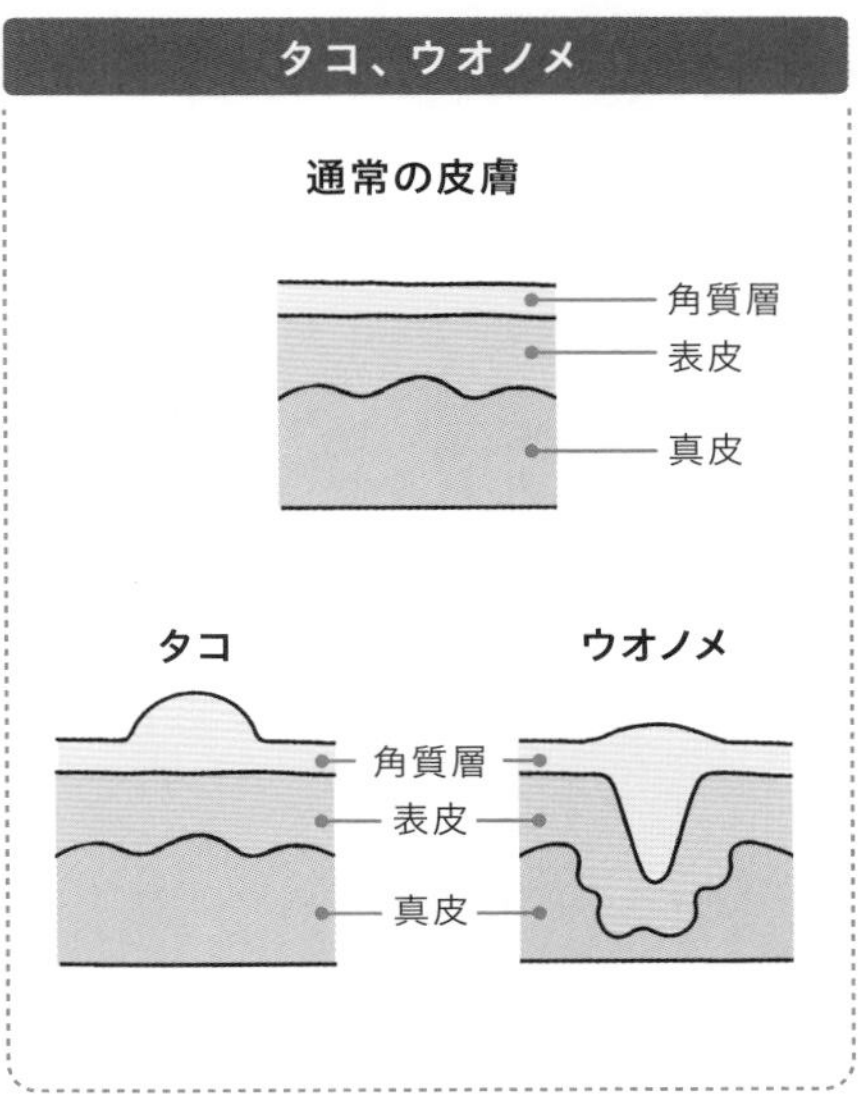
タコ、ウオノメ
通常の皮膚
角質層
表皮
真皮
タコ
ウオノメ
角質層
表皮
真皮

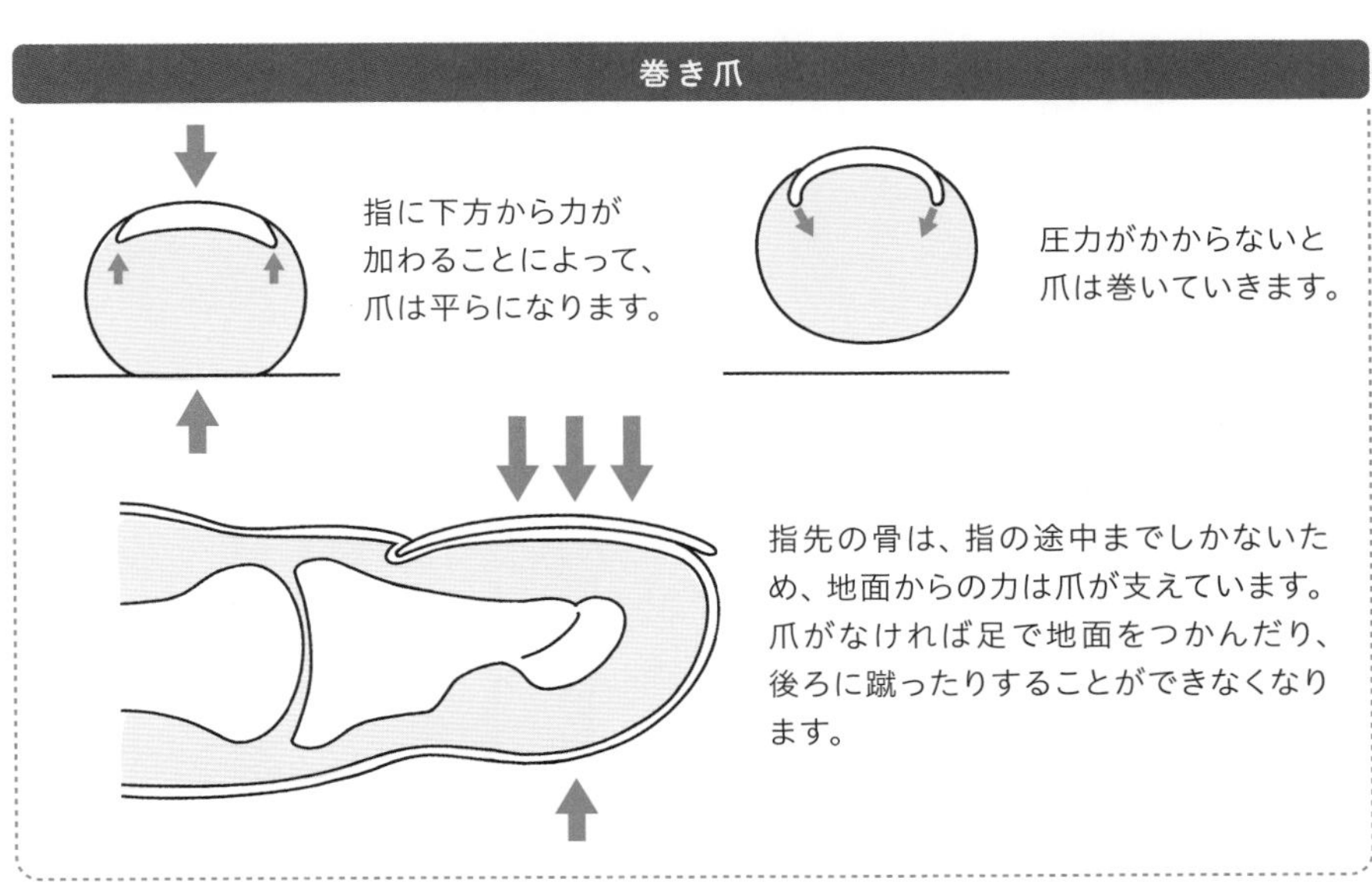
巻き爪
指に下方から力が加わることによって、爪は平らになります。
圧力がかからないと爪は巻いていきます。
指先の骨は、指の途中までしかないため、地面からの力は爪が支えています。爪がなければ足で地面をつかんだり、後ろに蹴ったりすることができなくなります。

が生じると大変です。

巻き爪の原因は、爪に正しい圧力がかかっていないから、というのが最近の研究結果です。足の指を踏ん張るなど圧力がかかることで、爪が平らになると言われています。寝たきりで歩けない人は巻き爪になるそうです。

開帳足や外反母趾などの変形が生じていると、爪に地面からの正しい圧力がかからず、押されて巻いてしまいます。つまり、親指で力強くけり出せないことが、巻き爪の大きな原因と考えられているのです。

爪は筋肉より強い物質なので、筋肉に力がないと食い込んでしまいます。逆に言うと、親指に強くけり出せる筋肉があれば、巻き爪になることはありません。

装具療法やテーピング療法は一時しのぎに過ぎない

指や筋肉、関節などを動かせていないことで足のアーチが崩れ、外反母趾やその他のトラブルも起きやすくなります。

ところが、病院や治療院で行われている装具療法やテーピング療法は、指や筋肉、関節などを固定してしまいます。肝心の指や筋肉、関節を動かせないのですから、一時的に痛みは取れても、足のアーチは回復しないのではないでしょうか。再発のリスクはゼロとは言い切れません。

装具療法やテーピング療法の具体的なデメリットを、思いつくままに挙げてみようと思います。

装具療法

指の変形を矯正するために、さまざまなタイプの装具が開発されています。

しかし、靴をはいたときにも使用できる装具は、矯正力が弱いものになります。また、靴をはいて装着できるといっても、従来の靴では装具の幅や厚さできつくなり、痛みが増します。外反母趾で出っ張った部分と装具の幅や厚みを足した幅広の靴では、痛みはなくなりますが、足がかえって広がってしまい、外反母趾がひどくなることも考えられます。

矯正力が強いものはかさばるので靴がはけず、睡眠中や家の中にいるときしか使えません。また、足の変形が進んでいると、矯正力の強い装具をつけると痛みが増して、夜寝られなくなることもあります。

外反母趾に対する装具療法について、前述の「外反母趾診療ガイドライン」では、「装具療法では、軽度から中程度の外反母趾に対して除痛効果を期待できるが、装具使用中止後、その効果は低下する」としています。

装具を装着している間は痛みが軽減されるけれど、使用しなくなれば元の木阿弥ということです。変形が進んでいない状態のときに、痛みを和らげる効果はあるけれど、治療効果は期待できないということではないでしょうか。

装具療法をすべて否定はしません。外反母趾の痛みを取るのは大事なことです。しかし、**装具療法は根治療法ではなく、あくまでも補助療法と考えたほうがよい**のではないでしょうか。

テーピング療法

開帳足など横アーチの崩れが外反母趾の大きな原因になるということで、横アーチがつぶれないように中足部を締め付けるサポーターをつけたり、収縮性のあるテープを巻いたりするテーピング療法が広く行われています。

しかし、立って足に体重がかかれば、すぐに広がってしまうのではないでしょうか。立っても広がらないような強さのテープやサポーターでは、足先がむくんでしまいます。足の荷重に負けずにアーチを維持するよう締め付け、なおかつ痛みがなく、むくみもないようなテーピングは難しいと思われます。

また、テープなどを長時間巻いているため、皮膚のかぶれの心配もあります。そのほか、毎日となると、入浴前にほどき入浴後に巻かなければいけません。清潔を保つために、洗濯の手間も増えます。正しいテーピングの仕方を会得するのに時間もかかるでしょう。

そして、繰り返しになりますが、何よりテーピングによって固定してしまうことで筋肉や関節が固まり、指を自由に動かしにくくなることがネックです。アーチを復活させるには、最大のデメリットになってしまうのではないでしょうか。

手術をすれば絶対治るわけではない

装具療法やテーピング療法は保存療法ですが、効果がない場合に手術が検討されます。

外反母趾の手術は150種類以上の術式

があります。一つの術式が標準治療となっているわけではなく、どの術式を用いるのかは、患者それぞれの外反母趾の状態によって選択されるそうです。

世界的に普及している代表的な術式の一つがマン法です（イラスト参照）。１９８６年に発表され、第1中足骨内反（親指の付け根の曲がり）の矯正と外反母趾角の改善が得られます。

一見簡単な手術のように思えますが、骨を切るだけではなく、ミリ単位で長さを調節し、関節の機能を維持できるようにしなければなりません。専門医の熟練した技術が必要と言われています。

また、手術のリスクとして、親指が内向きになり過ぎる内反母趾になったり、骨頭壊死や神経痛などの合併症が起きたりする可能性があります。

マン法

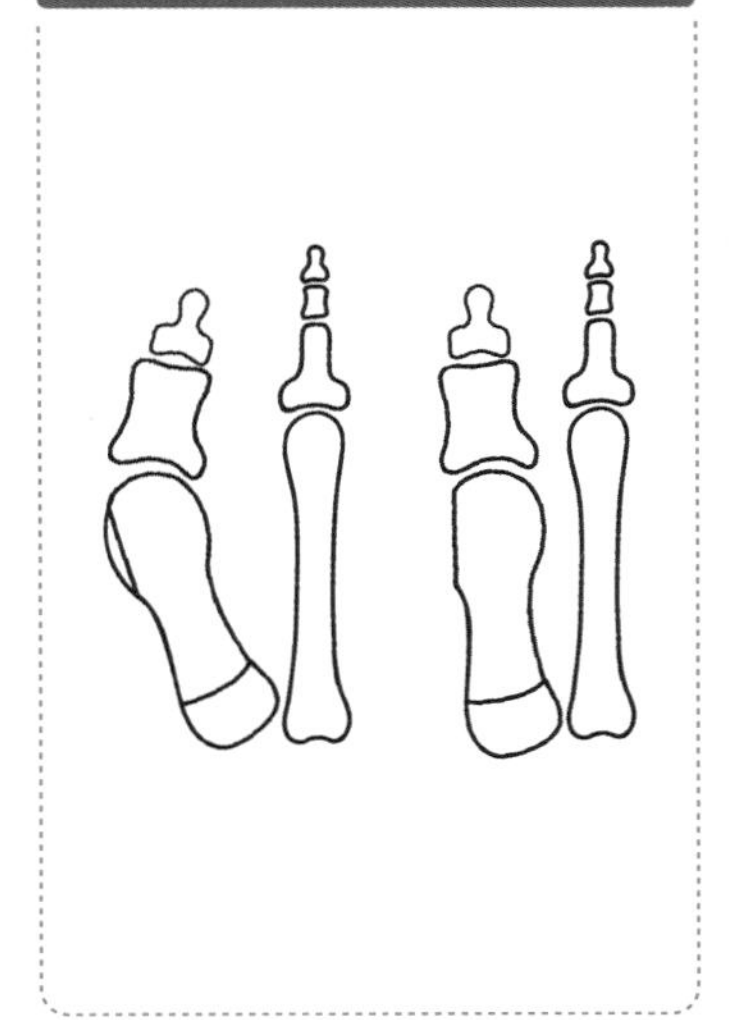

手術が成功したとしても、外反母趾を矯正して痛みをなくすことはできますが、足のアーチを正常に戻すことはできません。足の指を動かすリハビリを行って、アーチを取り戻し、再発を防止しなければならないのです。

「手術をすれば完全に外反母趾が治り、再発しない」というわけではないことを知っておいていただきたいと思います。

第2章

外反母趾の敵はハイヒールばかりではありません

外反母趾が女性に多いわけは……

外反母趾で悩んでいるのは女性が圧倒的に多い、というイメージがあります。確かに、私の治療院に外反母趾の痛みを何とかしたいと来院されるのは女性が多いです。外反母趾の男女の発症比率は1：10と言われています。

「外反母趾患者発生の統計学的考察」という1990年に発表された石塚忠雄氏の論文では、石塚氏の病院の外来を受診した外反母趾患者が1984年に女子18例、男子1例、1987年には女子185例、男子18例と報告されています。

2009年に発表された韓国農村の住民563人に対する調査では、疼痛のある外反母趾は43人で、そのうち女性が33人と約77％を占めていると報告されています。

私の実体験でも、右記に挙げたデータなどからも、外反母趾は女性のほうが多いのは事実と言えるでしょう。

では、どうして女性のほうが外反母趾になりやすいのでしょうか。

一般的に足の骨格を形成する靭帯や筋肉が、男性に比べて女性のほうが弱いからと考えられています。靭帯や筋肉が弱いと足のアーチが崩れやすくなります。また、女性ホルモンの影響で女性のほうが関節の柔軟性があり、そのため外反母趾になりやすいとされています。

女性は外反母趾になりやすいリスクを抱えている、と言ってもよいでしょう。今は外反母趾ではなくても、予防を心掛けることが大事です。

ハイヒールは外反母趾のリスクに

外反母趾を予防するには、外反母趾を引き起こすさまざまな要因を知ることが必要です。

外反母趾の主な原因は、足の指を使っていないことによるアーチの崩れではないか、と第1章で述べてきました。

第2章では、そのほかの外反母趾の要因と考えられていることについて、説明していきたいと思います。

皆さんが外反母趾の原因として真っ先に思い浮かべるのは、ハイヒールではないでしょうか。

かかとが高いハイヒールは、重心が前足部に移動し、前に滑らないよう指の付け根で踏ん張るので、指の付け根の部分の幅が広がって開帳足になりがちです。また、体重が指先に均等に分散されないので、浮指の原因にもなります。

ちなみに、5cmのヒールでは体重の25%、10cmのヒールでは体重の50%の力が指にかかっているそうです。体重50kgの人が5cmのヒールをはくと12・5kg、10cmのヒールでは25kgもの圧力がかかっていることになります。5cmのヒールでも、お米10kg以上を足に乗せているのと同じということ。いかに指に負担がかかっているのか、おわかりいただけるでしょう。

また、ハイヒールをはいて歩くと、親指でけり出すことがなかなかできません。アキレス腱も伸ばすときがなくなります。足のバネが使われず、アーチが崩れやすくなります。

ハイヒールの場合、先が細くなっている

先の細い靴による外反母趾

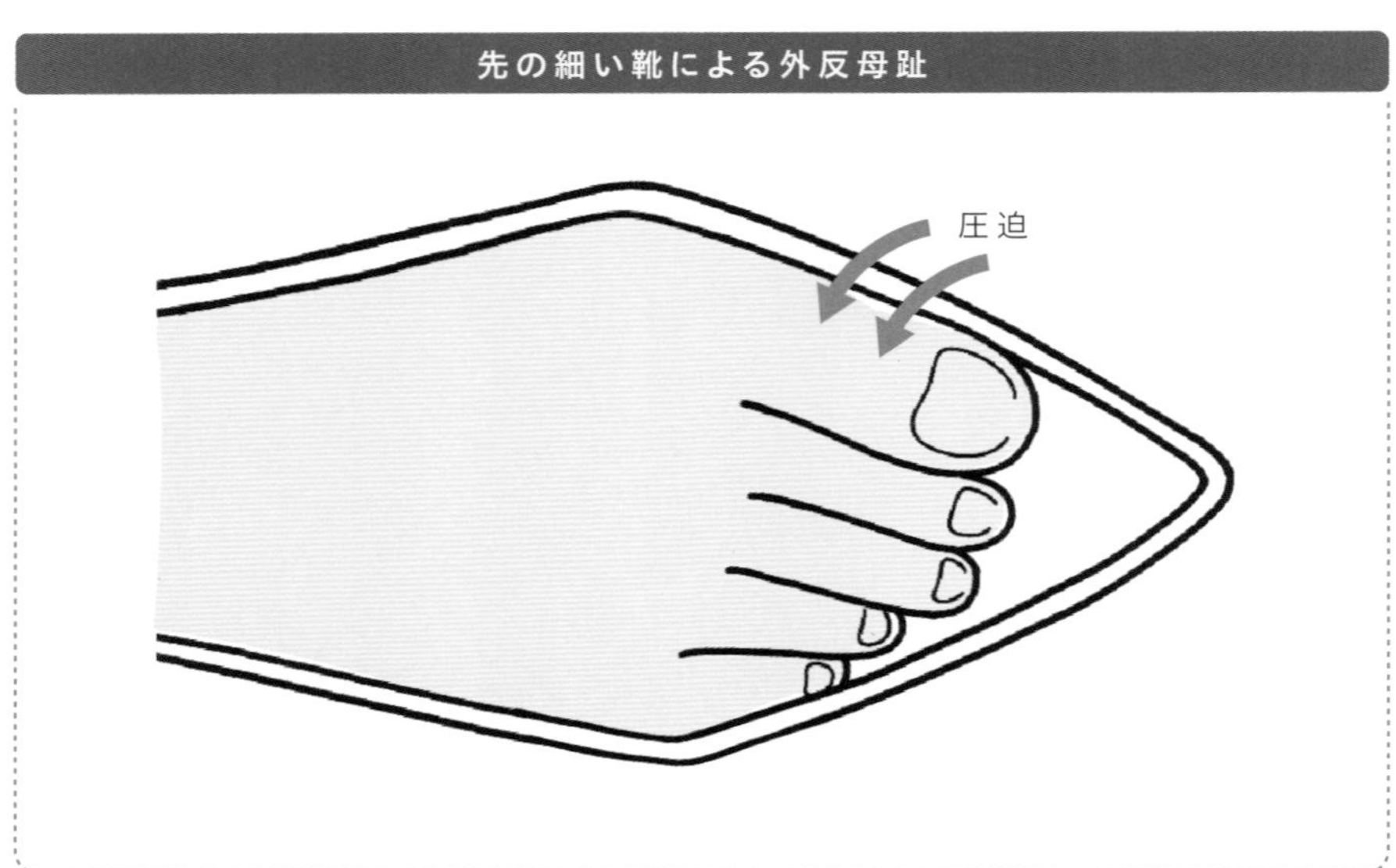

デザインがほとんどです。親指も小指も圧迫を受けて内側に曲がりやすくなります。そして、他の指も狭い場所に閉じ込められて、自由に動かすことができません。

女性の場合、筋力が弱いため靭帯が緩みやすく、先の細い靴をはくと親指や小指が曲がりやすくなると同時に、横幅も広がってしまい、外反母趾を引き起こしやすくなります。

ハイヒールをはいていない人でも外反母趾になりますので、ハイヒールをはかなければ外反母趾にならないとは言えませんが、ハイヒールをはいていると外反母趾になるリスクが高くなると言えるのではないでしょうか。

足先1cmのゆとりを

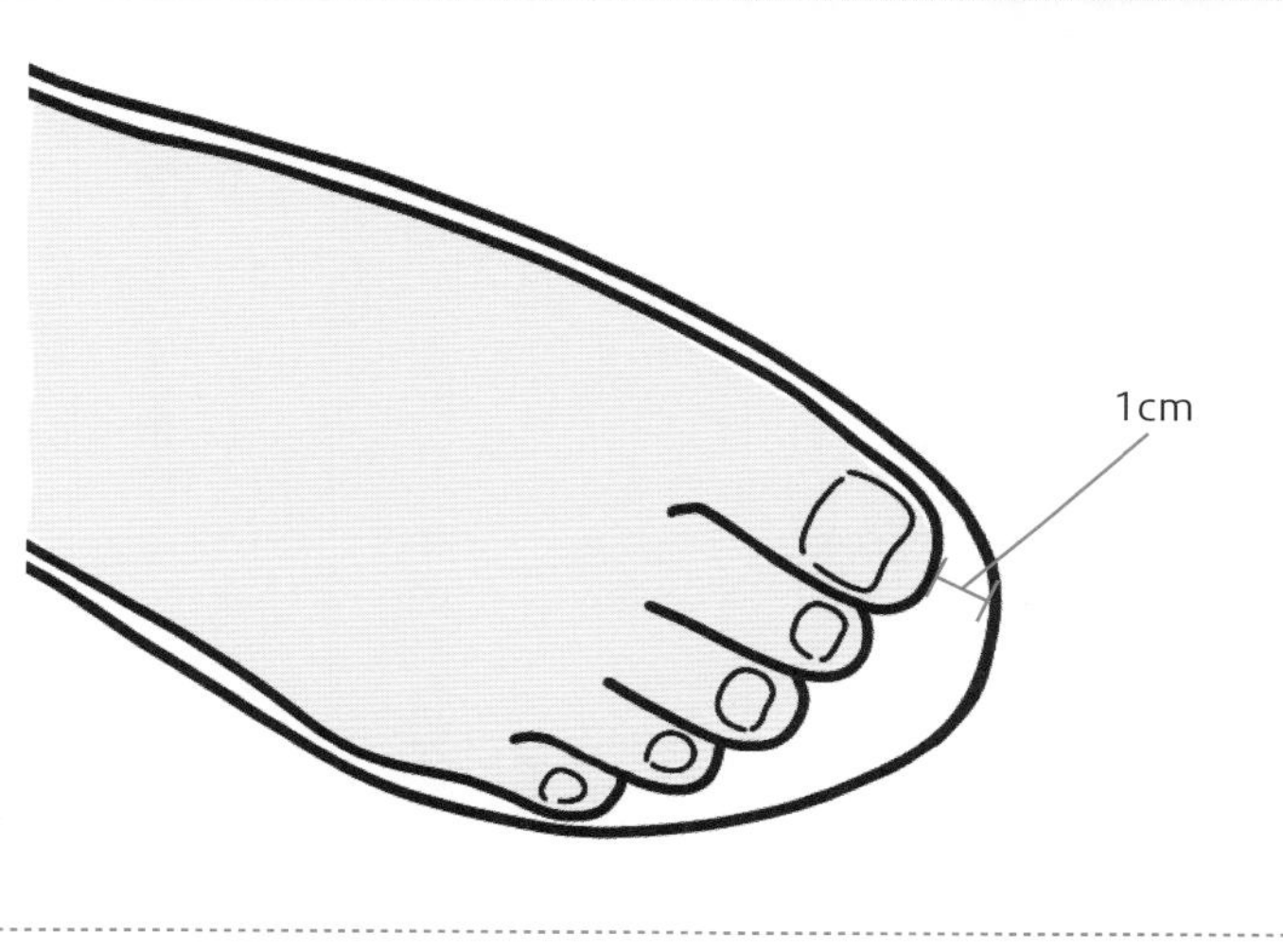

合わない靴は大きな原因のひとつ

ハイヒールは外反母趾のリスクになりますが、かかとの低いパンプスなら安心というわけでもありません。パンプスとは、つま先とかかとが覆われていて、甲の部分が開いている靴で、ヒモや留め金がないものです。

かかとが低くても先細のデザインの靴では、靴の中で指を動かせません。足先に1cmほどのゆとりがある靴が望まれます。

また、パンプスは甲の部分が開いているので、かかとが合っていないと足が前に滑ったり、靴が脱げやすくなったりします。指の付け根が踏ん張ることになり、横幅が広がったり、浮指の原因になったりで、外反母趾になりやすくなります。

そのほか、自分の足のサイズより大きめの靴をはけば、指が靴に当たらないのでいいと思っている人も多いですが、やはり足が前に滑ってしまい、脱げやすくなり、アーチの崩れを招きます。

同様に3Eや4Eなどの幅広の靴も、外反母趾予防に有効というわけではありません。Eというのは指の付け根の部分の足囲です。指の付け根が広がってしまうと、横アーチがつぶれ、開帳足になってしまいます。外反母趾になっていない人、外反母趾でも痛みのない人が、必要以上に幅広の靴をはくと、外反母趾を誘発したり、悪化させたりしかねません。

先端に1㎝ほどの余裕があって指が動かせるもの、甲の部分がピタっと合って甲を押さえられるもの、かかとが合っていて脱げないものが「足に合った靴」の条件となります。そうではない「合わない靴」をはいていると、外反母趾になるリスクが高まることになります。

コラム

珠枝先生のほっとひと息、ティータイム

流行語大賞ベストテン #KuTooに思うこと

毎年暮れになると発表される流行語大賞。2019年はラグビーワールドカップの日本代表チームのスローガン「ONE TEAM」でした。そして、流行語大賞にノミネートされたベストテンには、「タピる」や「闇営業」「軽減税率」などとともに「#KuToo」があったのです。

「#KuToo」（クートゥ）は、苦痛と靴をかけ、セクシャルハラスメントを訴える「#MeToo」（ミートゥ）になぞらえた造語です。接客業や営業職などの女性に対し、ハイヒールやパンプスの着用が社内規則として設けられ、外反母趾の診断書を提出してもハイヒールやパンプス以外の靴をはくことが認められなかった例などが、新聞に載っていました。ハイヒールやパンプスの強制をなくしたいと、厚生労働省への署名キャンペーンも行われていて、3万人以上の署名が集まっているそうです。

これだけ多くの女性が、ファッションとしてハイヒールやパンプスを楽しむのではなく、職業上やむなくはいていて、痛みに悩まされているということに、改めて驚きました。

パンプスではなくかかとや甲を固定するベルトがついたタイプの靴であれば、パンプスよりも外反母趾になりにくいでしょう。足の健康のためには、少なくともそれくらいの選択肢があったほうがよいのではないでしょうか。

　また、どうしてもハイヒールやパンプスが必要な職場環境であれば、通勤にはヒモのあるスニーカータイプの靴をはき、職場でハイヒールやパンプスにはき替えるなど、少しでもハイヒールやパンプスをはく時間を短くすることが望まれます。仕事用のハイヒールやパンプスを選ぶときも、靴の先端に1cmほどのゆとりのあるもの、かかとがきちんと合っているものなど、シューフィッターなど専門家に相談しながら、妥協せず足に合ったものを探すことが大事だと思います。

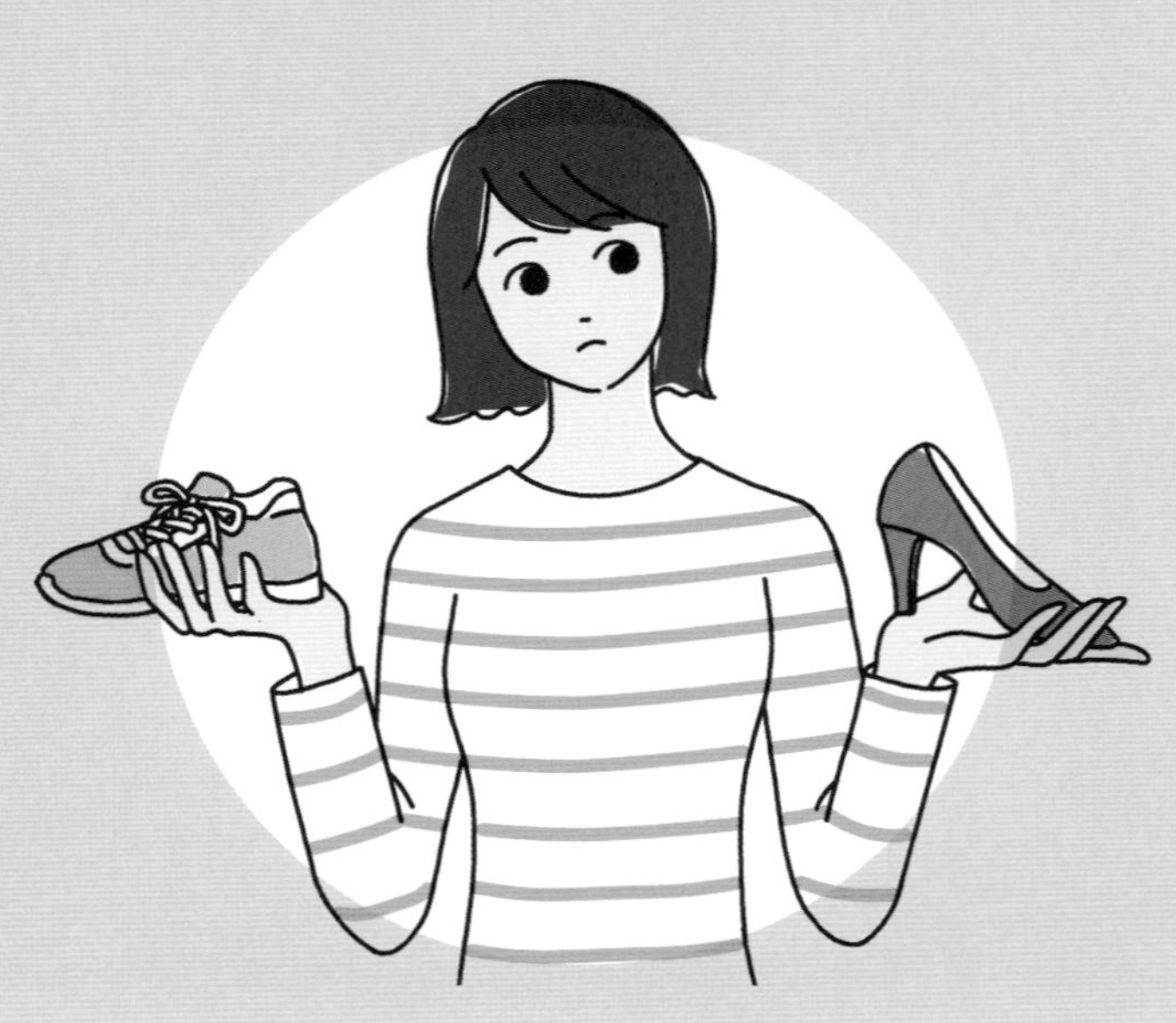

「ペタペタ歩き」など歩き癖も原因に

外反母趾に対して、靴だけではなく歩き方も大きな影響があります。

人間本来の歩き方は、かかとから着地して、足の外側に体重を移動させ、前足部の足指に体重をかけ、親指でけり出します。スナップのきいた歩き方です。

ここで、第1章で説明したウィンドラスの巻き上げ機構を思い出してみてください(16ページ参照)。親指を反らすと、土踏まずが持ち上がって、けり出す力が強くなります。この巻き上げ機構を実現するためにあるのが、かかとから指に向かって扇状に伸びている足底腱膜です。親指が反ると足底腱膜が巻き上げられ、アーチが持ち上がり、持ち上がったアーチは元に戻ろうとするバネの力が働いて、前に進む推進力になるのです。

ところが、俗にペタペタ歩きと言われる、いきなり足裏を地面に接地する歩き方をしていると、体重が上からドンとかかって、重心の移動もほとんどなく、ウィンドラスの巻き上げ機構も働かず、足の指を使いません。こんな歩き方をしていると、足底筋膜も指の筋肉も衰え、アーチが崩れていき、外反母趾になりやすくなります。

正しい歩き方ができているかどうか、靴底の減り方でも確認できます。

正しい歩き方をしている場合、先端の親指付近、かかとの外側が減っています。

かかと部分の内側が減っているのは、足の裏全体が地面に接地するようなペタペタ歩きをしている場合です。

足底腱膜

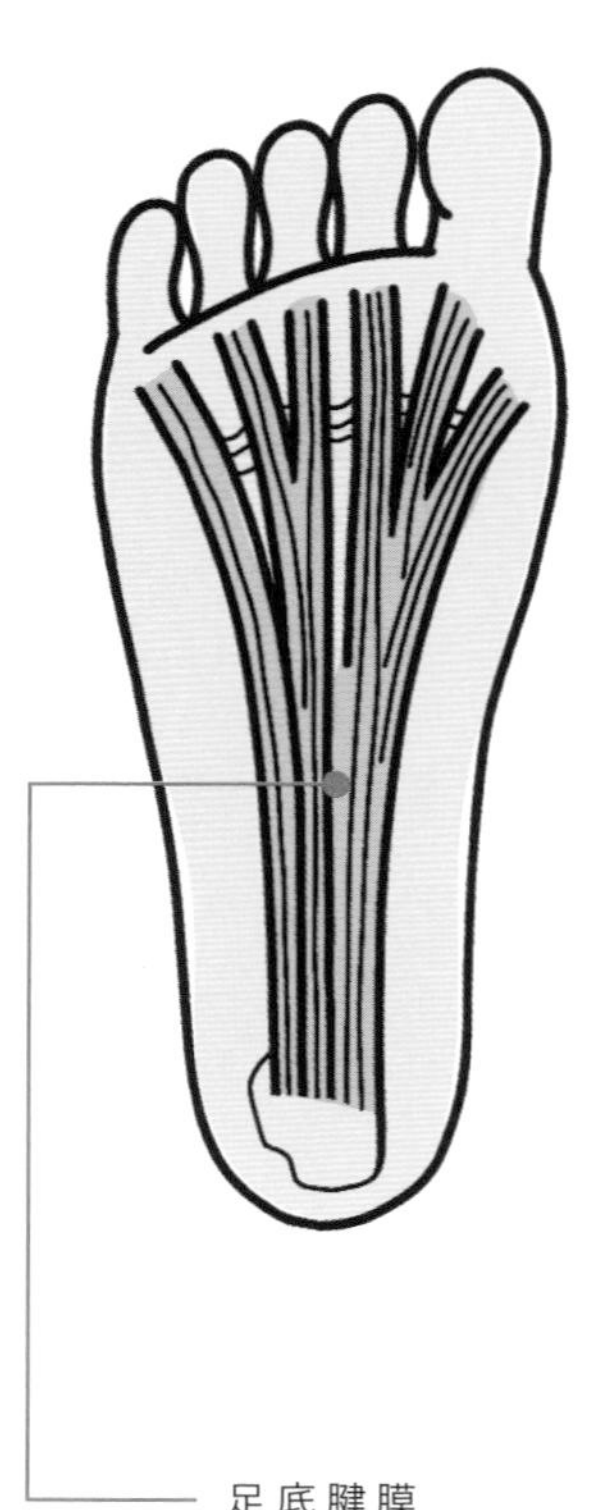

正しい歩き方をしたときの体重移動

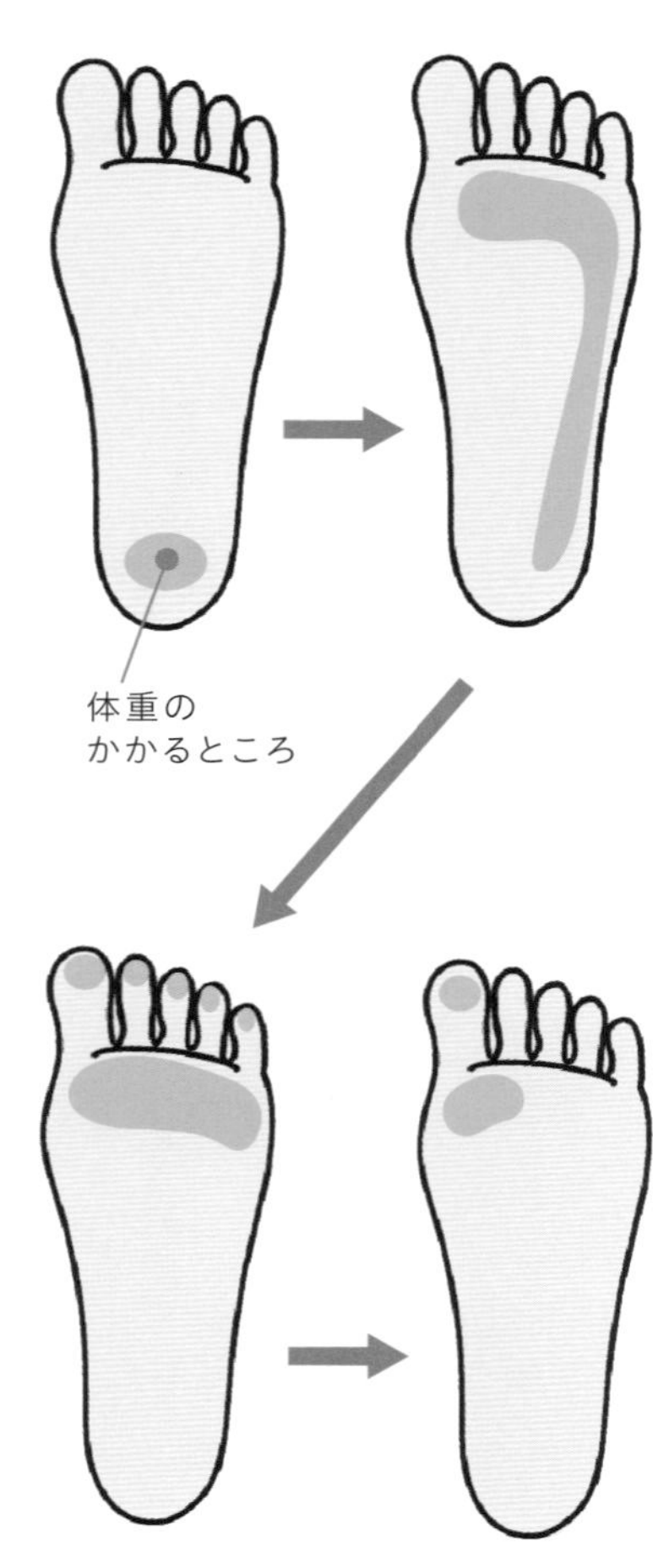

かかとから床につき、足の外側から
前側に移り最後は第1趾でけり出す

かかとの接地

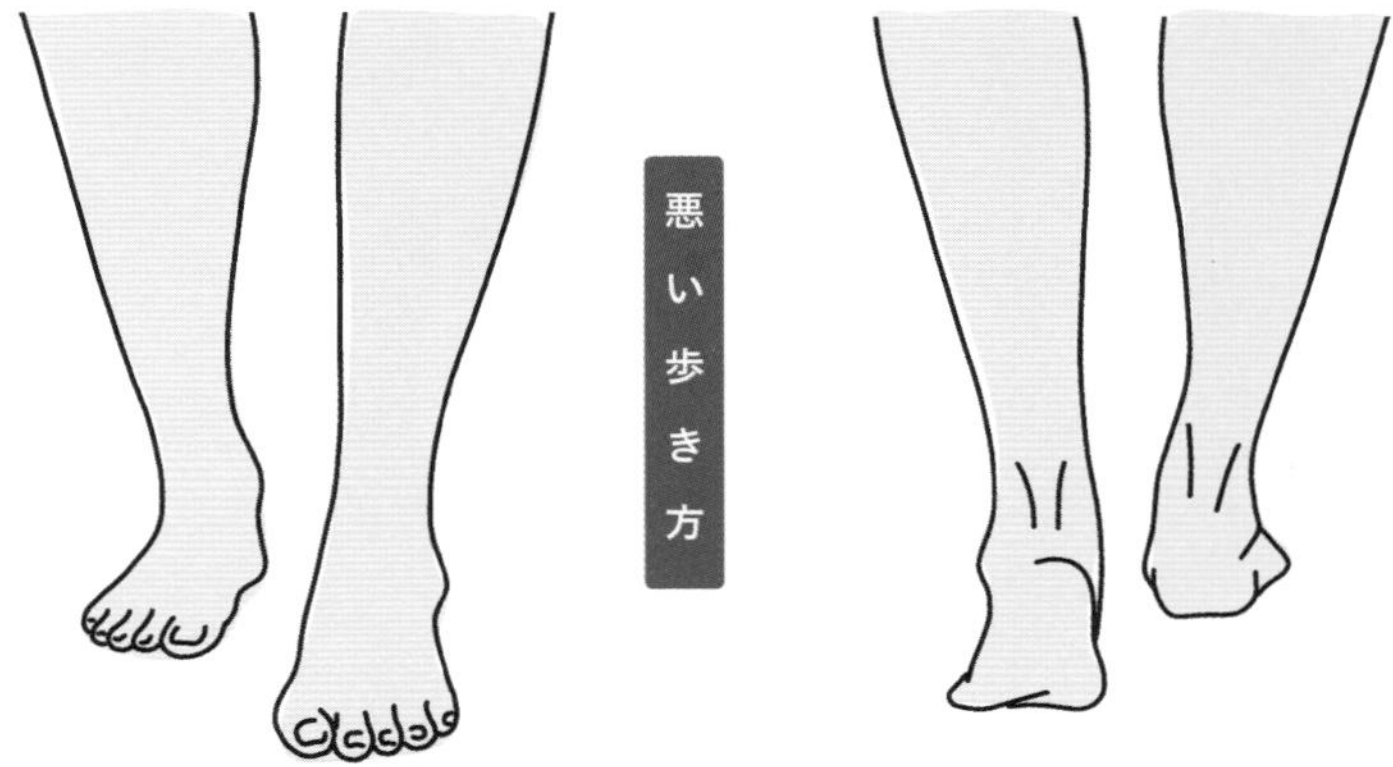

前の足がかかとではなく足裏から接地します。
後ろの足は、足の指で体重を支えていません。

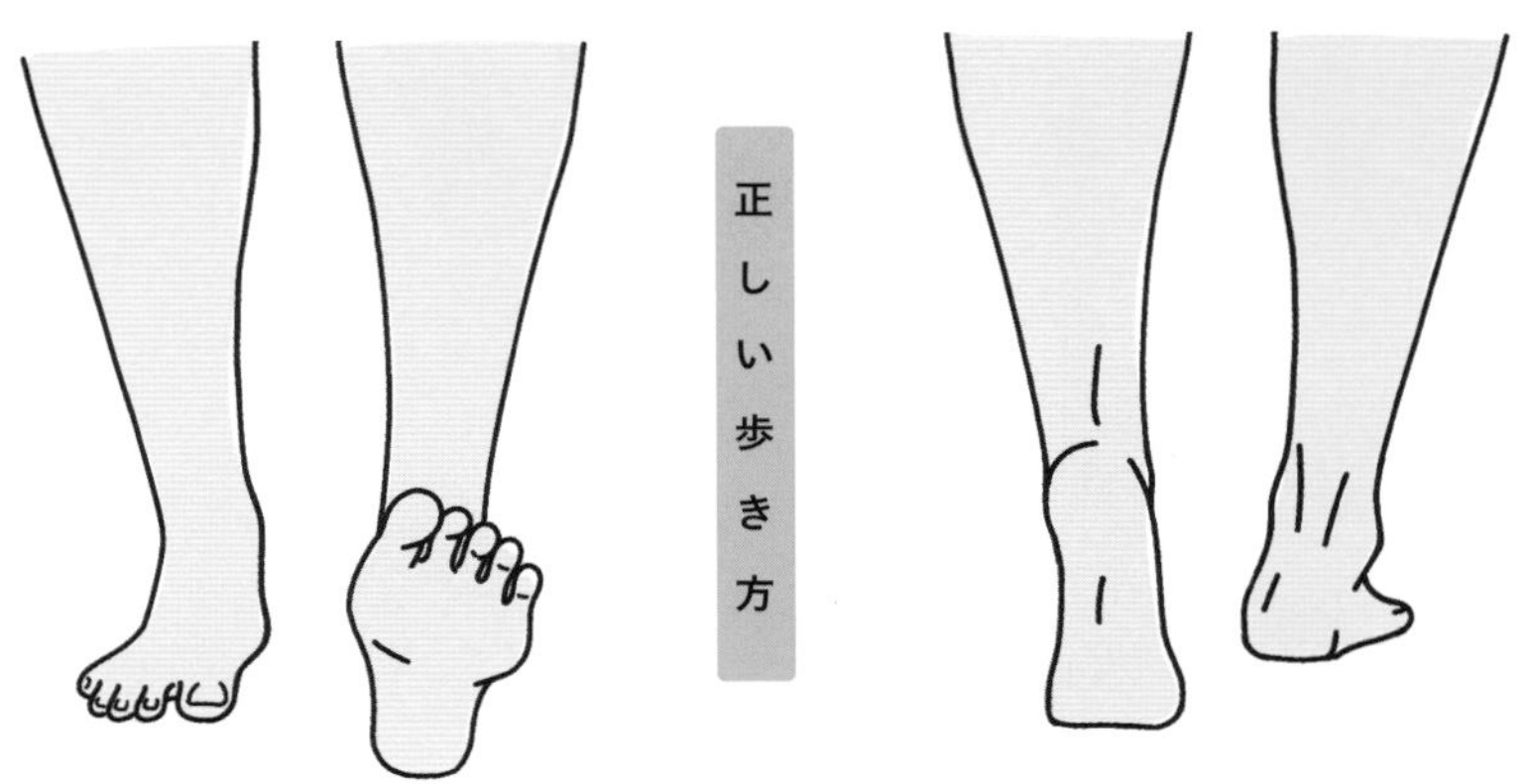

正面から見て足裏が見えるように前の足をかかとから着きます。
後方から見てかかとが上がって足裏が見えます。

理想的な減り方

1 理想的な減り方

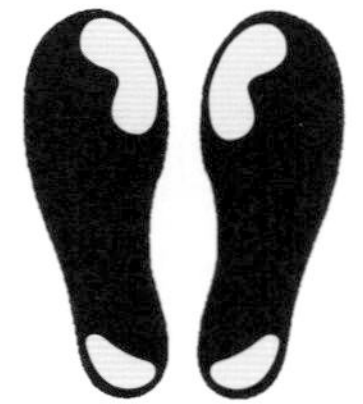

かかとの外側と親指の周辺が減っています。かかとから着地して、親指でけり出す歩き方をしています。

2 先減り

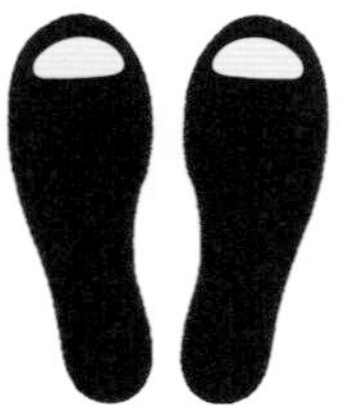

かかと側より指側が減っています。足がよく上がらず、すり足で歩いている場合に多いです。

3 外減り

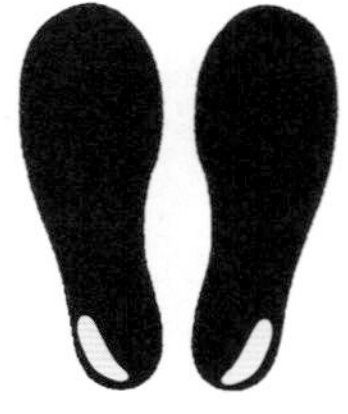

かかと側でも特に外側が減っています。つま先を外に向けて歩いている場合に多いです。

4 後減り

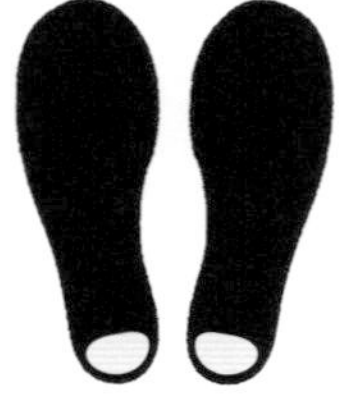

指側よりかかと側が減っています。足の前のほうに力が入らない場合に多いです。

5 内減り

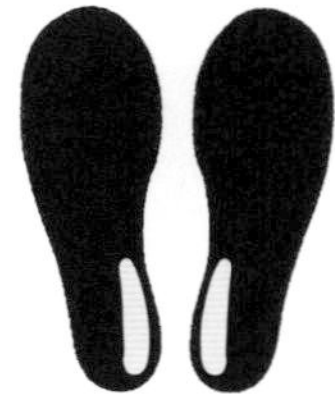

かかと側でも特に内側が減っています。アーチが崩れた扁平足の人に多い形です。

体重増加、加齢、運動不足も要因に

第1章でも述べましたが、足のアーチは、体重増加や加齢によっても崩れていきます。

体重が重過ぎると足に過剰な負担がかかり、扁平足になりやすくなります。特に急激に体重が増えると、アーチが急に増えた体重を支えきれなくなって崩れていき、外反母趾などのトラブルが生じやすくなります。

また、年齢を重ねるにつれ、足の筋肉や靭帯が衰えていき、アーチが崩れやすくなります。女性は男性に比べて筋肉が弱いので、女性が中高年になると外反母趾になることが多いと言われています。靴をはかないニューギニアの先住民に対して外反母趾の調査をしたところ、30歳以上の女性に多かったという報告があります。

加齢だけでなく、運動不足によっても筋力は落ちてしまいます。車社会となった現代では、歩くことが少なくなっています。厚生労働省「国民健康・栄養調査」（平成29年）では、男性の1日の平均歩数は6846歩、女性は5867歩です。厚生労働省が「健康21」（第二次）で目標としている歩数は左記の通りです。

・男性
20〜64歳　9000歩
65歳以上　7000歩

・女性
20〜64歳　8500歩
65歳以上　6000歩

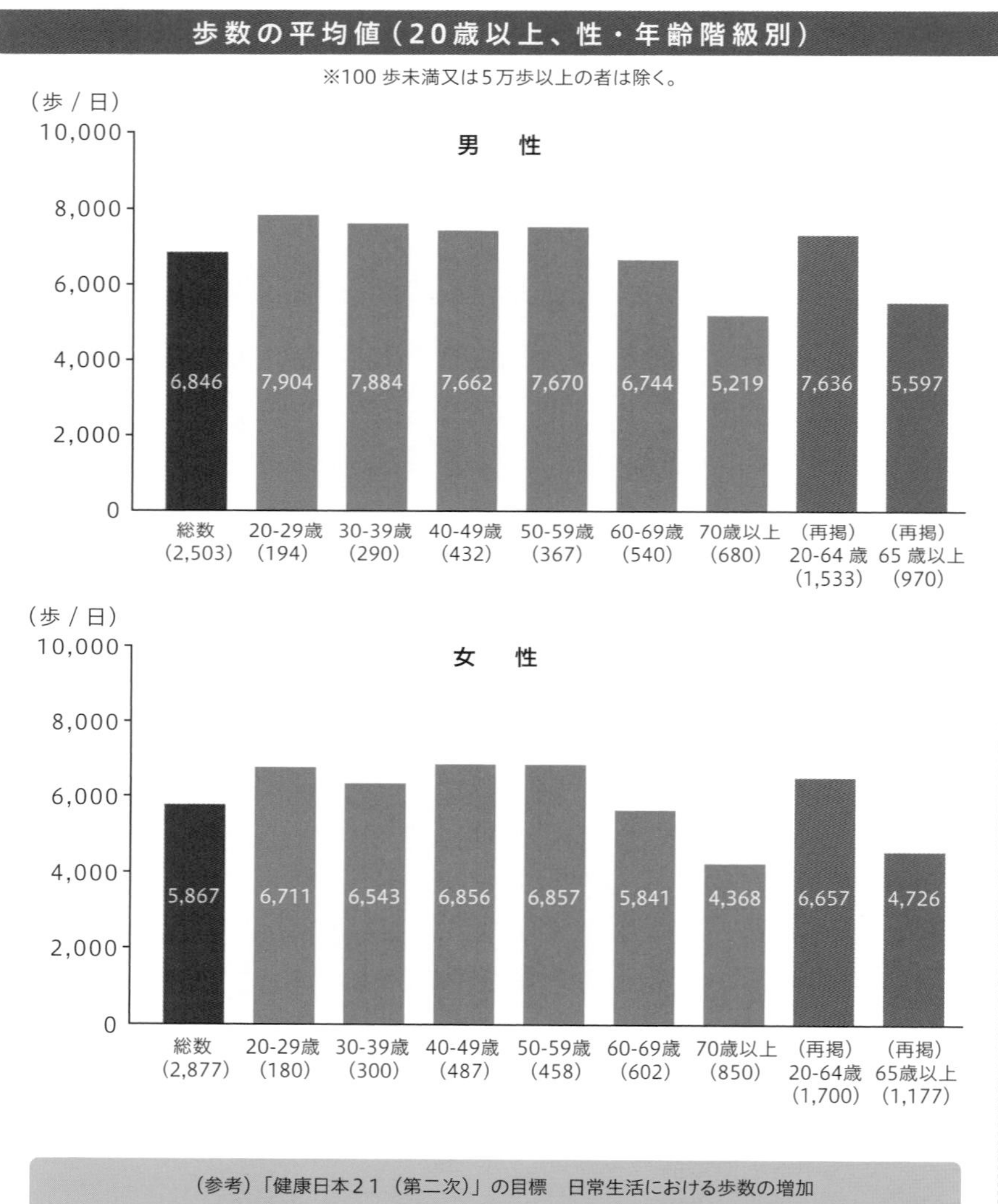

（参考）「健康日本２１（第二次）」の目標　日常生活における歩数の増加

目標値：20 ～ 64 歳　男性 9,000 歩　女性 8,500 歩

65 歳以上　男性 7,000 歩　女性 6,000 歩

（出典）厚生労働省『平成29年国民健康・栄養調査結果の概要』より

どの年代であっても目標値に達していません。

また、スポーツについても2015年の国民生活時間調査（NHK放送文化研究所）によると、スポーツを日常的に行っている人は約1割に過ぎません。9割の人は積極的に運動を行っていないということ。ほとんどの人が運動不足であると考えられます。

あまり歩かず、運動もしていない生活を送っていると、足の筋肉や靭帯、骨格などが徐々に衰えて、アーチが崩れてしまい、外反母趾の発症を招くことになります。

遺伝による発症も？

外反母趾そのものの遺伝子があるわけではありませんが、足の形や靭帯の強さ、筋肉の付き方、関節の柔軟性などが遺伝して、外反母趾になるケースも少なくないようです。

スペインで行われた外反母趾患者350例の3世代までの家系内の外反母趾発症の調査では、祖父母までの世代に1例以上の外反母趾患者がいる確率は90％だったそうです。また、アメリカで外反母趾の手術を受けた108例のうち、84％に当たる86例の患者は、両親あるいは祖父母の代に外反母趾患者がいたという報告があります。

親や祖父母が外反母趾だったから必ず外反母趾になるわけではありませんが、外反母趾になりやすい体質を受け継いでいる可能性があり、普段から予防を心掛けることが大事です。

コラム

珠枝先生のほっとひと息、ティータイム

あなたの足は何型？

血液型はA型、B型、O型、AB型の4種類がありますが、足には3つの型があるとされています。

● **エジプト型**

親指が一番長く、小指まで徐々に短くなっています。日本人に最も多いと言われています。

● **ギリシャ型**

人差し指が一番長く、中指から小指までだんだん短くなっています。

● **スクエア型**

足の指5本の長さがほとんど揃っていて、足先が四角（スクエア）になっています。俗に「下駄足」とも呼ばれます。

親指が一番長いエジプト型は、親指が曲がりやすい形状であるため、外反母趾になりやすいと言われています。ただし、エジプト型だから必ず外反母趾になるというわけではありません。**足の形よりも、親指を動かしているかどうか、ということが重要だと私は思います。**

主な足のタイプ

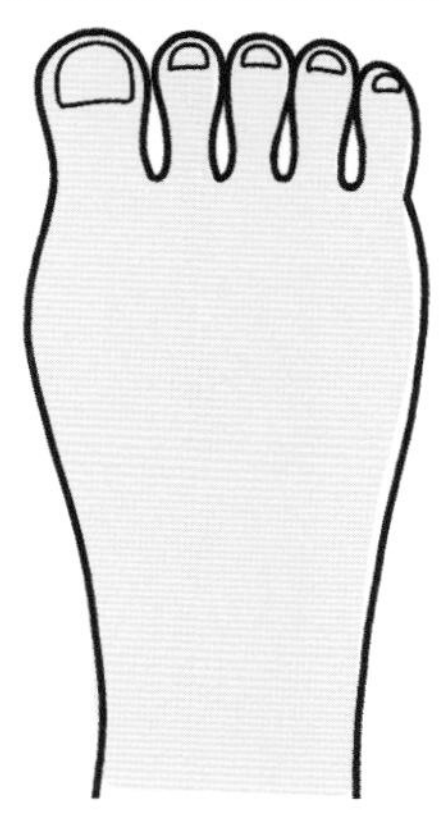

スクエア型

足の指の長さが揃っています。足先がスクエア(四角形」のようになっています。

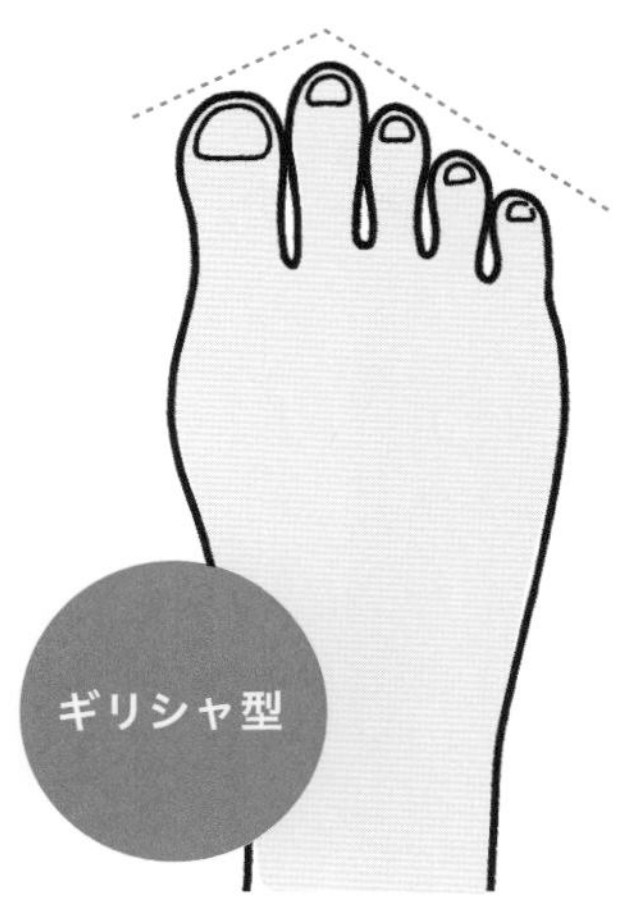

ギリシャ型

2指がほかの指よりに出ています。

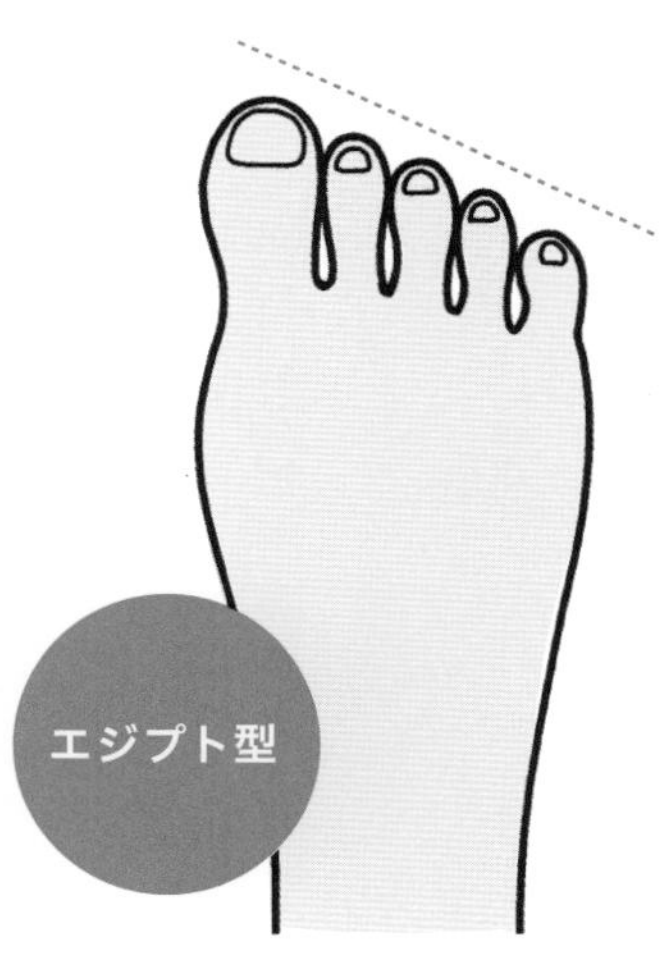

エジプト型

親指がほかの指より前に出ています。日本人にもっとも多いといわれています。

子どもの外反母趾も増えている

外反母趾というと、大人の女性がなるイメージがありますが、子どもにも外反母趾が増えています。

日本学校保健会の「足の健康に関する調査研究委員会」が日本教育シューズ協議会と協力して、2007〜2009年にかけて約1万人の小中高生の足の計測やアンケートを行った「児童生徒の足に関する実態調査」では、外反角度が15度以上ある子どもが、12歳（小学校6年生）で女子の約25%、男子の約10%いました。16歳（高校1年生）では、女子が約35%、男子が約15%に増えています。

ハイヒールやパンプスを日常的にはくことがない小中高生が、どうして外反母趾になってしまうのでしょうか。

原因は運動不足と合わない靴と考えられています。

子どもの足の発達と外反母趾の関係

運動不足によって土踏まずが形成されなかったり、浮指になったりで、子どもの足が正常に発達しないことで、外反母趾になるとされています。

ここで、子どもの足の発達過程について説明しておきましょう。

生まれたときの赤ちゃんの足は、土踏まずのない扁平足です。一人座り、ハイハイ、つかまり立ち、つたい歩きと発達しながら生後1年ほどで、よちよち歩きを始めます。扁平足ですから足裏全体で着地する歩き方です。3歳頃までの子どもの足は軟骨状態なので、足を保護するために分厚い脂肪が覆っています。

そして3歳頃から活発に動くようになり、土踏まずなどのアーチを徐々に形成し始め、7～10歳頃にかけて急速に発達します。

ところが、今の子どもはゲームなど体を動かさない遊びが多く、鬼ごっこのような遊びをあまりしません。歩いたり走ったりも少ないようです。

運動不足の結果、土踏まずがない子どもや浮指の子どもが増えています。

兵庫教育大学名誉教授の原田碩三氏の研究では、5歳児の調査で1980年に「土踏まずができている」子どもは75％だったのに、2000年には55％、2004年には46％に減っています。

「浮指が1本もない」子どもは、1980年に93％だったのに、2000年に48％、2004年には8％と激減しています。

足を使っていないと、「柔らかく、筋肉が少ない」足になり、「アーチがあまりない」足になってしまいます。このような足では運動能力も高まりません。そのまま大人になり、年老いてしまうと、杖をつかなければ歩けなくなるのではと心配する専門家もいます。

3～10歳頃までの間、しっかり指を使った運動をすることで、足のアーチを形作ることができます。

室内でも靴下をはいて過ごすなど、はだしになることが少ないことも、土踏まずが形成されない原因の一つと言われています。**はだしで遊ぶ時間を作ることも大事でしょう。**

靴に関して「大は小を兼ねる」はNG！

前述した「児童生徒の足に関する実態調査」では、足長（一番長い足指の先端からかかとまでの長さ）にぴったり合った靴をはいている子どもは約20％に過ぎません。約70％が大き過ぎる靴をはき、約10％が小さ過ぎる靴をはいていました。

小さ過ぎる靴は足を圧迫しますが、大き過ぎる靴も、靴の中で足が前滑りして、指先が靴に当たって圧迫され、外反母趾や内反小趾など指の変形を招きます。

子どもの足長は2歳頃までは半年で約1㎝、それ以降は半年で0・5㎝のペースで成長していくと言われています。

1年で1㎝も大きくなっていくので、そのたびに買い替えるは経済的にも大変です。そこで「大きめの靴を」となってしまうのでしょう。大き過ぎる靴をはいている子どもが約70％もいるのは、そんな理由からではないでしょうか。

ただ、洋服と違い、靴は大き過ぎると足を変形させてしまうリスクがあります。洋服は大きめサイズを買って2シーズン着回してOKですが、靴に関しては成長に即してサイズの合ったものに買い替えていただくのが理想です。

また、小さ過ぎる靴でも、子どもの足は柔らかいので、はけてしまいます。親が注意していないと、小さ過ぎる靴をはき続けて足指の変形を引き起こしてしまうかもしれません。

子どもの靴も大人と同様、つま先に1㎝ほどのゆとりがあり、かかとが合っていて、前後左右に足が動かないものが望まれます。

ヒモやバンドで甲の部分の調節ができる運動靴やスニーカーが、子どもには適当と思います。

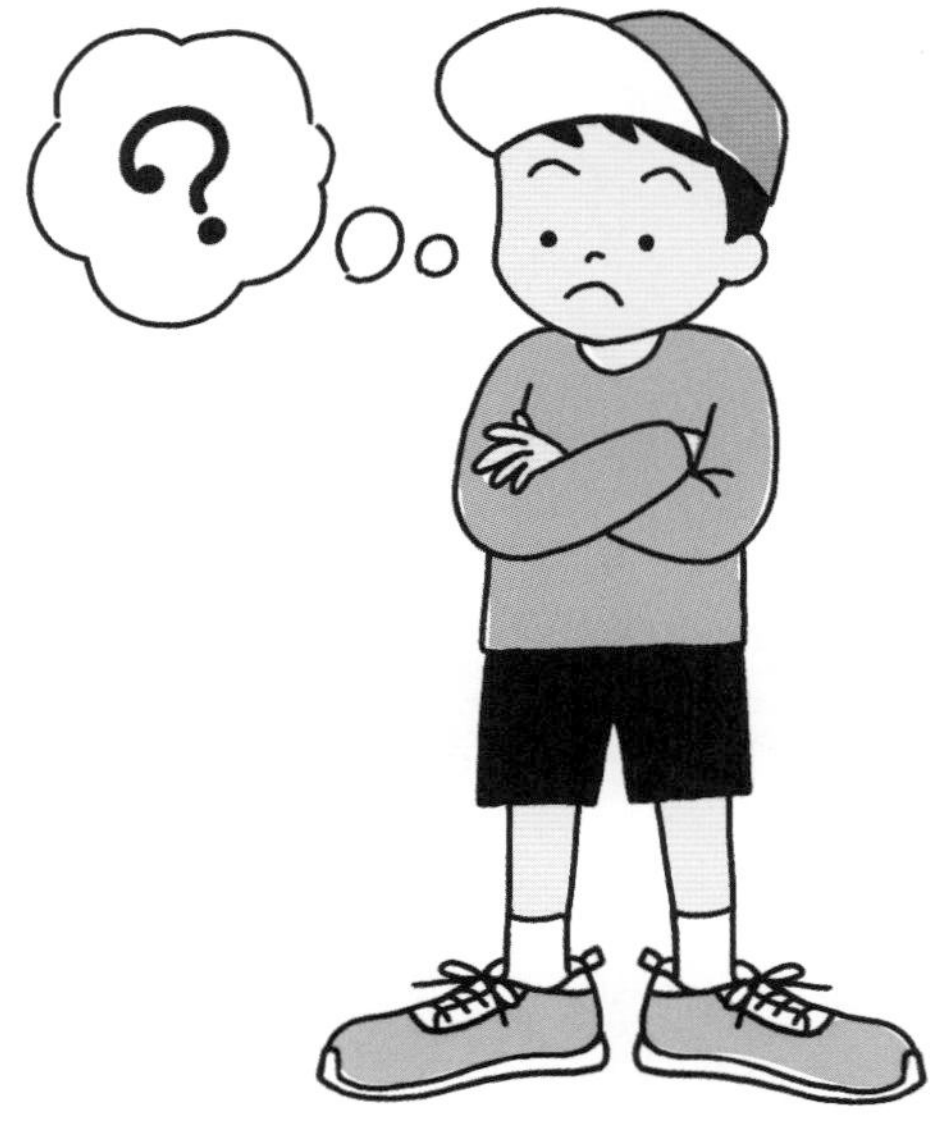

コラム

珠枝先生のほっとひと息、ティータイム

珠枝先生のプラス情報 病気が関係する外反母趾に注意！

外反母趾は病気が関係する場合もあるので注意が必要です。

関節リウマチは自己免疫疾患の一つで、関節内の滑膜が異常増殖することで慢性の炎症が生じます。手足の指の関節に炎症が起き、軟骨の破壊が進むと関節が不安定になり、靭帯が伸び、扁平足、開帳足となり、外反母趾となります。

関節リウマチは早期に治療することが大事なので、手足の関節の腫れやこわばりなどがあれば、整形外科医に診てもらいましょう。関節リウマチの早期治療を行うことが、外反母趾の予防につながります。

また、糖尿病は血糖値が高い状態が続く病気ですが、さまざまな合併症を引き起こすことが知られています。合併症として末梢神経障害が生じると、足の感覚が低下し、足に病変が起きても気付きにくくなります。タコやウオノメがあっても違和感がなく放置することで潰瘍化したり、皮膚や皮下組織が死滅する壊疽（えそ）になったりします。外反母趾になっても痛みを感じないので、皮膚が傷付いていても気付かず、傷口から細菌感染する恐れがあります。壊疽が重症化すれば、足の切断ということにもなりかねません。

糖尿病の人は自分の足をよく観察するよう心掛け、主治医に足の状態を診てもらうことが大事です。

第3章

外反母趾の根本原因にアプローチするエトレ方式

外反母趾になる人はきちんと立てていない！

「木を見て森を見ず」という諺があります。目の前にある木に注意を払うだけで、森全体を見ていないという意味で、細部にこだわって、全体の本質をつかんでいないことを例えた言い回しです。

東洋医学では「木を見て森を見ず」にならないよう、一つひとつの症状だけでなく、根本原因をつかむために体全体のバランスを見ます。

西洋医学は基本的に対症療法で、熱があれば解熱剤、頭痛がすれば頭痛薬、ウイルス性の疾患には抗ウイルス薬といった具合に、目の前の症状を抑えるのに適しています。しかし、原因不明の不定愁訴などに対しては、対症療法だけでは完治することが難しいケースが多く見られます。

東洋医学では体全体のバランスを整え、自然治癒力を引き出すことで、根本治療を目指します。

外反母趾の場合も、足の症状を見ることはもちろんですが、体全体のバランスも見ます。外反母趾になる人は姿勢に歪みがあり、きちんと立てていないことがほとんどです。

正しい姿勢で立てないと、体重が足に偏って伝わり、アーチの崩れを招きます。正しい姿勢で立つことが、外反母趾の予防にも治療にもなるのです。

正しい姿勢が取れているかどうかを知るには、「確認のポーズ」をしてみてください。ヨガをやっている人はご存知だと思いますが、「安らぎのポーズ　シャバーサナ」

確認のポーズ

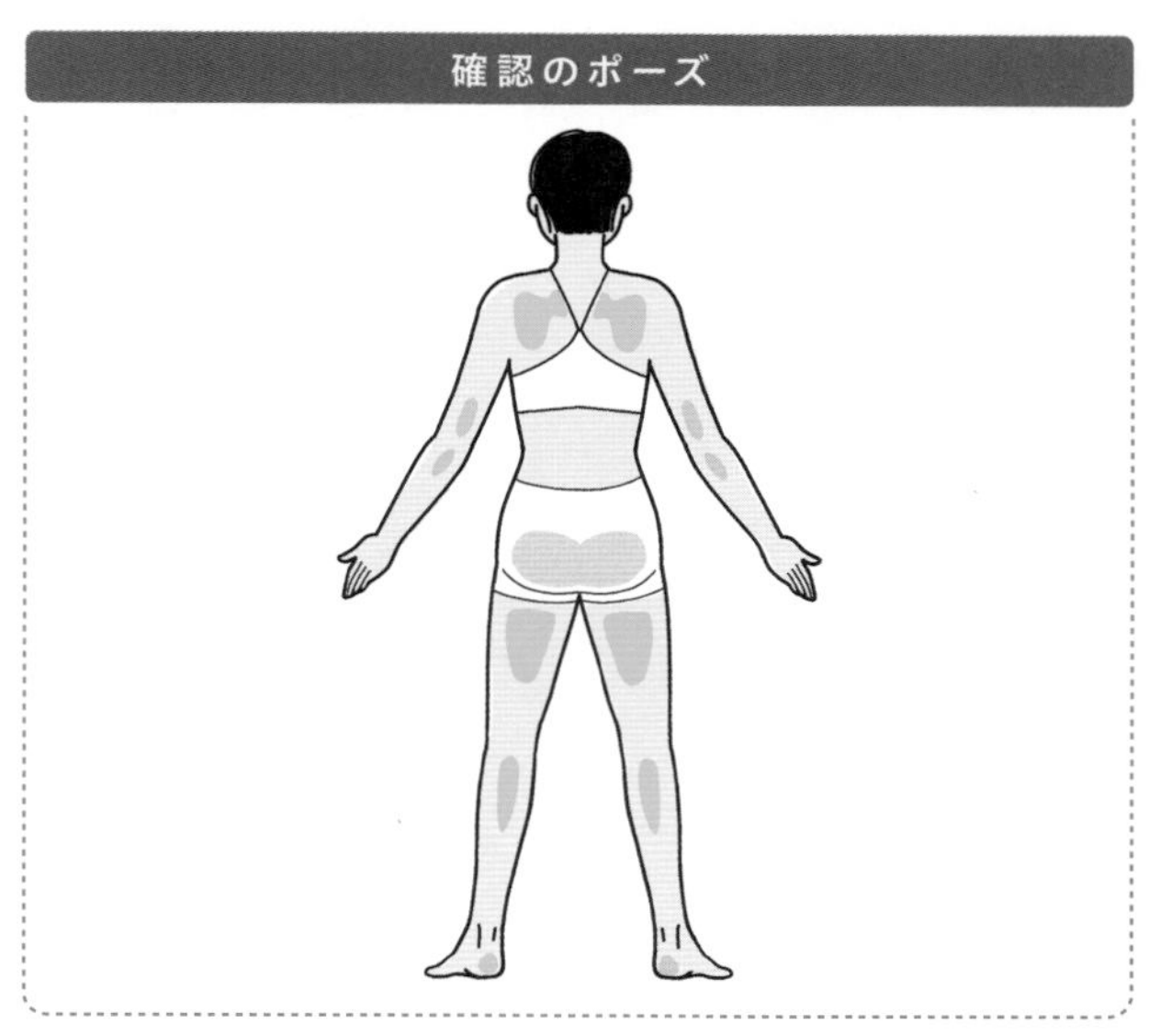

正しい姿勢立位

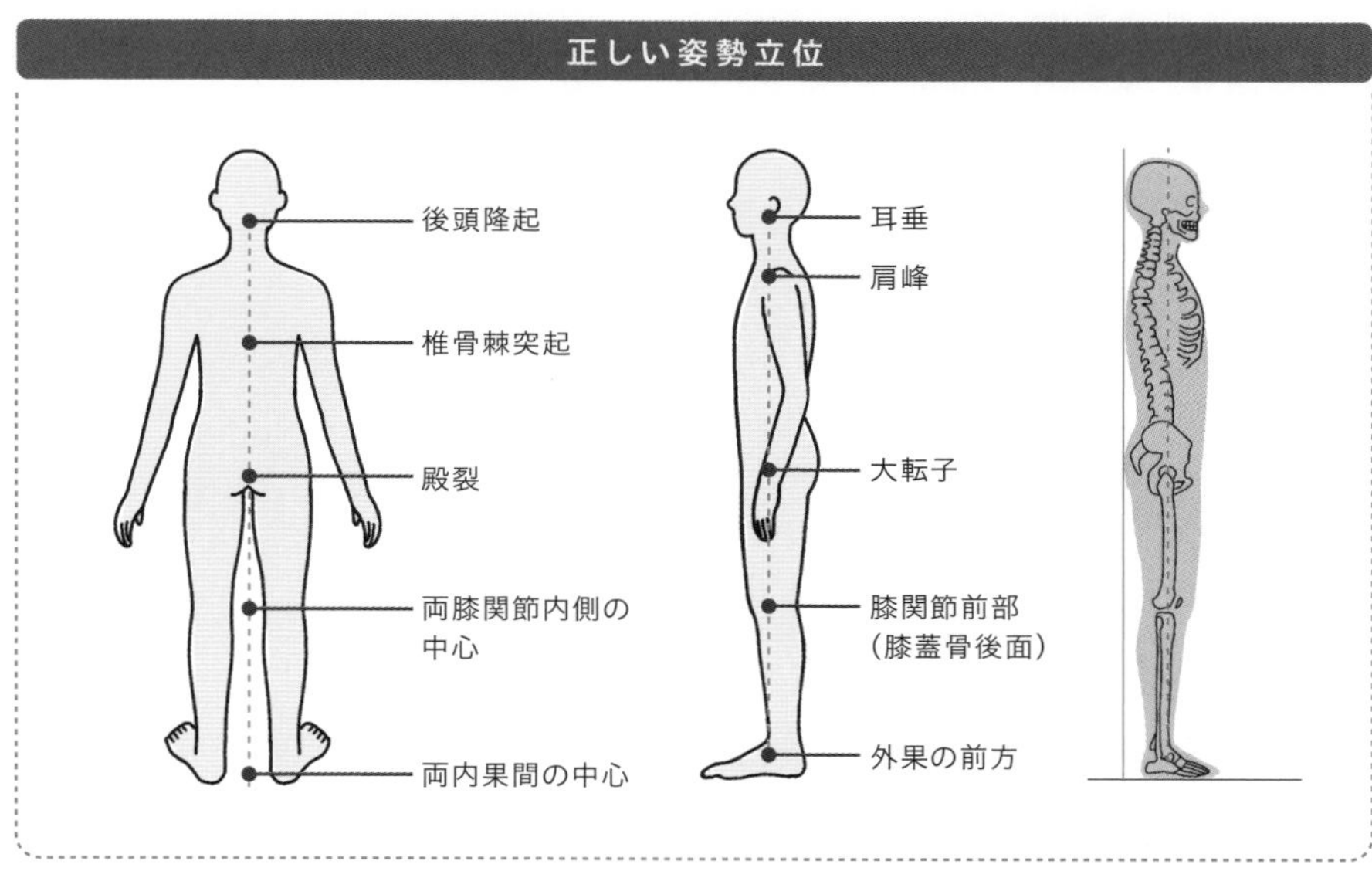

と呼ばれるものです。仰向けに寝て全身の力を抜きます。53ページのイラストの赤い部分が床に左右対称で接地していれば、正しい姿勢が取れています。左右対称でない場合は、姿勢に歪みがあります。腰や太腿が左右対称でなければ骨盤や股関節が歪んでいる可能性があります。肩甲骨が接地していない場合は、肩が内巻きになっていて前かがみの姿勢になっているはずです。

正しい姿勢が取れていれば、壁際で立ったときに、後頭部、肩甲骨、かかとが壁につきます。横から見ると耳、肩、太もも上部の出っ張った骨（大転子）、ひざが一直線になっています。左右のくるぶしが、水平に高さが揃っていることも重要です。

パソコンやスマホが普及した現在、前かがみの姿勢で首を突き出している人が多くなっています。すると、体はバランスを取るために背中が丸くなり、ひざが前に出てしまいます。このような姿勢では、体重が足に偏って伝わってしまうのです。

スマホをしながら歩くのではなく、ビルや店舗のウィンドウに映る自分の姿をチェックしてみましょう。あごを引いて前方を見つめ、胸を張るだけで、かなり姿勢は改善されます。

かかと、親指、小指の3点で立つことがポイント

正しい姿勢で立った場合、体重は足のかかと、親指の付け根、小指の付け根の3点に均等にかかります。ちょうど、カメラの三脚のような感じです。

ところが、正しい姿勢で立っていないと、

正しい姿勢で立ったときの体重のかかり方

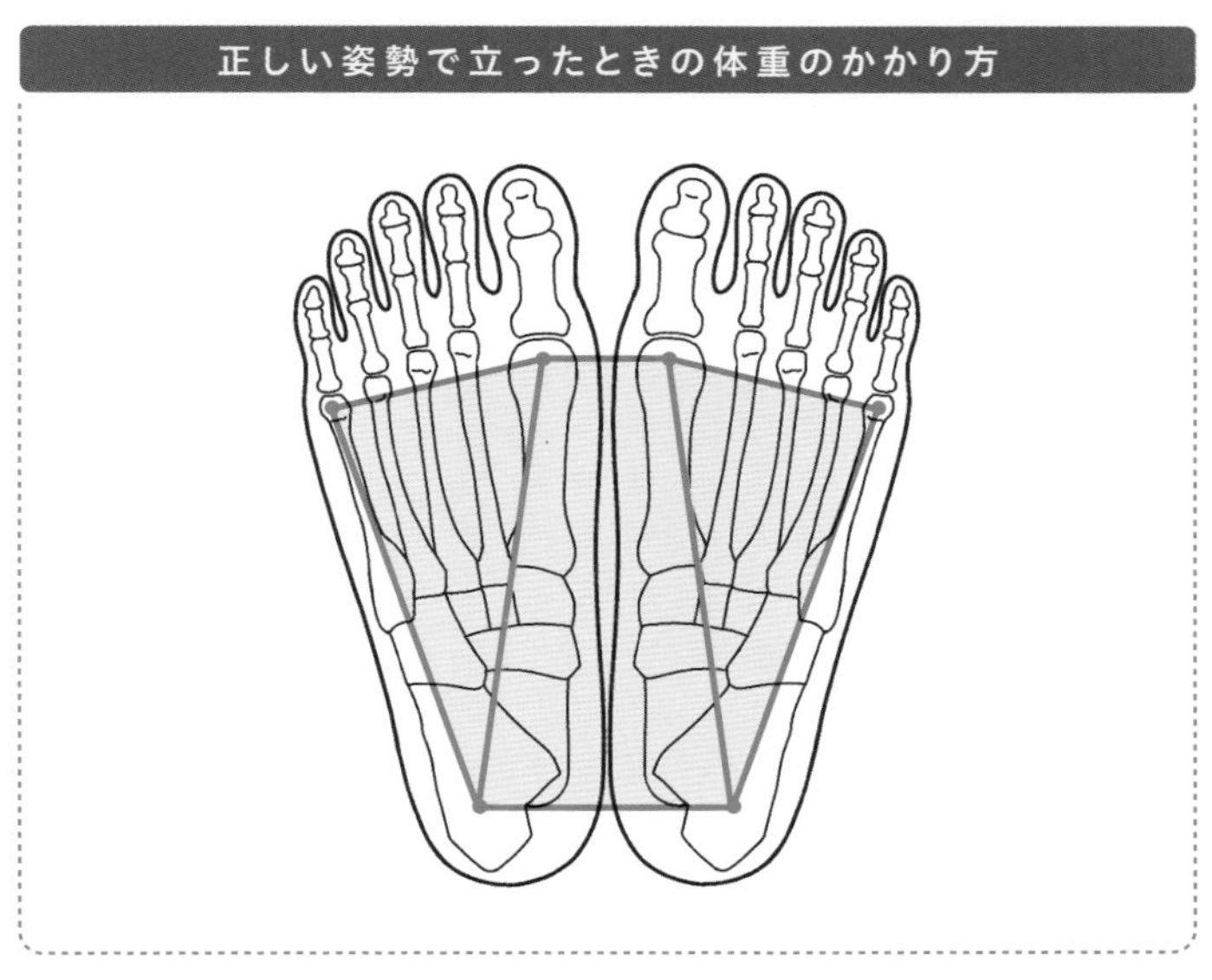

三脚理論

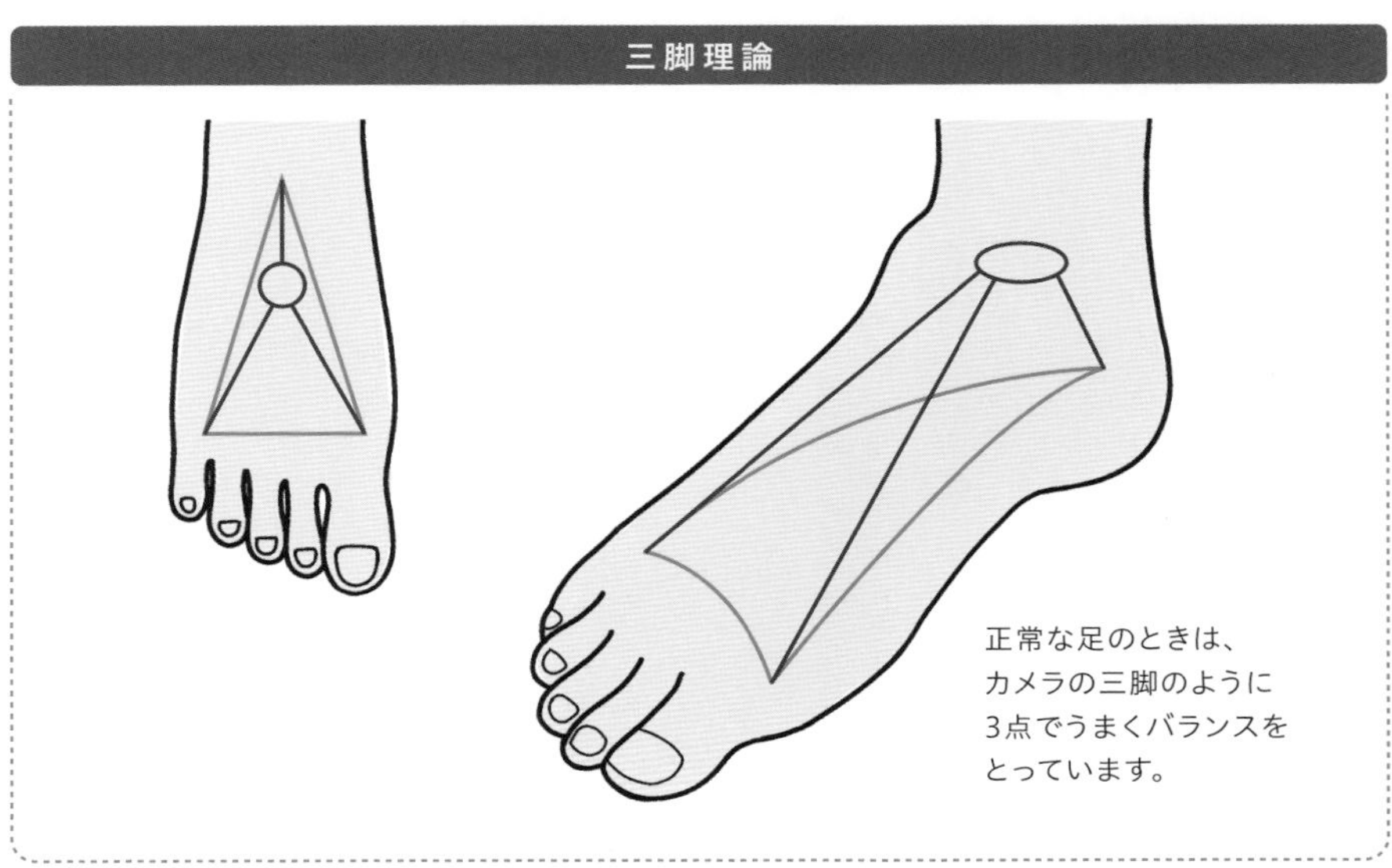

3点に均等に力が入りません。普段から親指を使っていない人は、前傾気味になり、かかとに力が入っていません。ひざが曲がってしまう人もいます。

かかと、親指の付け根、小指の付け根の3点に均等に力がかかる立ち方ができているかどうかをチェックするには、ヨガの立ち木のポーズがオススメです。

立ち木のポーズは、ヨガの代表的なバランスポーズです。

①かかとと親指の付け根、小指の付け根の3点に均等に力がかかることを意識して立ちます。
②片足の裏を軸足の太ももの付け根にくっつけます（難しければ、ふくらはぎや足首でもOK）。
③両手を合掌し、バランスが安定したら、合掌したまま腕を空へ伸ばします。
④反対側の足も同様に行います。

立ち木のポーズは、かかとと親指の付け根、小指の付け根に均等に力がかかるように、まっすぐに立てないと、体軸がグラグラしてしまい、うまくできません。立ち木のポーズができれば、正しい立ち方ができていると思ってよいでしょう。

外反母趾の人は足指でパーができない！

足の指でグー・チョキ・パーをする足指じゃんけんがあります。足指じゃんけんは外反母趾の予防に良いとされていますが、外反母趾になってしまった人がチョキをすると親指の外反が悪化する方向に引っ張られてしまいます。指を広げるパーができることは大事なのですが、外反母趾の人はなかなかできません。土踏まずの筋肉が弱くなっていて、親指（母趾）を内反させることができないのです。

足指でパーができないのは土踏まずの筋肉の衰えもありますが、私は脳からの指令が筋肉にうまく伝わっていないことも、原因の一つではないかと考えています。

人間が体を動かすとき、脳から指令が発せられ、運動神経を通じて筋肉に伝わります。ところが、脳からの指令が筋肉にうまく通じていないため、指が思うように動かせないのではないでしょうか。花王株式会社生物科学研究所の研究では、加齢によって筋肉だけではなく、神経から筋肉への「伝わり」も悪くなっているそうです。

私は外反母趾の患者さんが来院された場合、全身の姿勢、足指でパーができるかなどもチェックします。施術後には来院時とは明らかに異なり、姿勢が良くなり、足の指も開くようになっています。

75ページの写真は80代の女性ですが、施術前は5本の指がくっついていたのに、施術直後にはパーができるようになっています。親指が自分の意志で動かせないと、そんなにすぐにはパーができません。

また、69ページの写真は足のアーチが崩れて扁平足だった女性ですが、1回の施術で外反角度が小さくなり、指も10本ともにパーができるようになりました。

鍼灸治療の基本は「気」の存在

私は国家資格である「はり師」と「きゅ

立ち木のポーズ

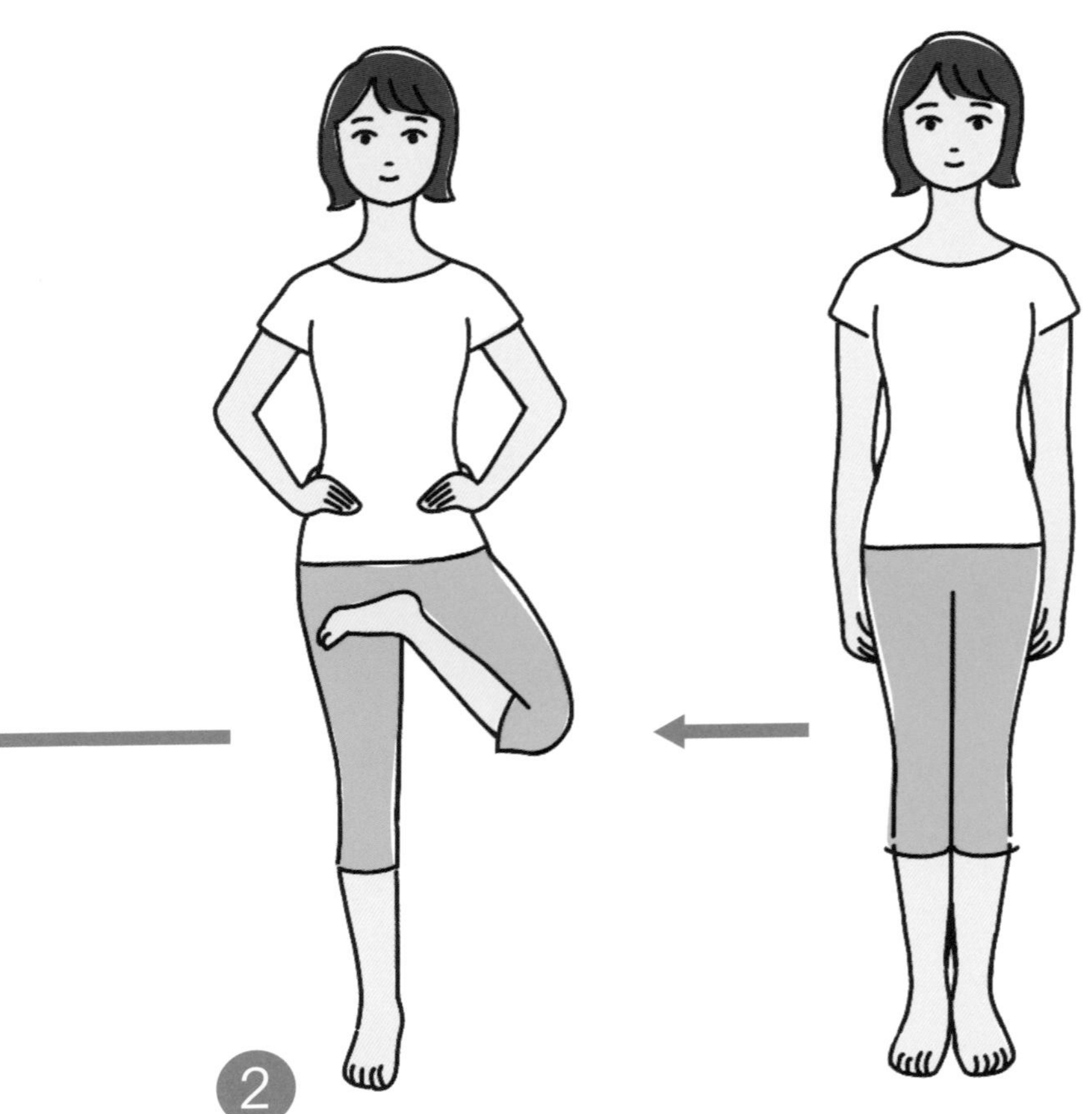

2

片足の足裏を、軸足の太ももの付け根にくっつけます。難しいようでしたら、ふくらはぎや足首に足裏をつけてもOKです。

1

自然な状態で立ちます。
視線は前方遠くを
見つめましょう。

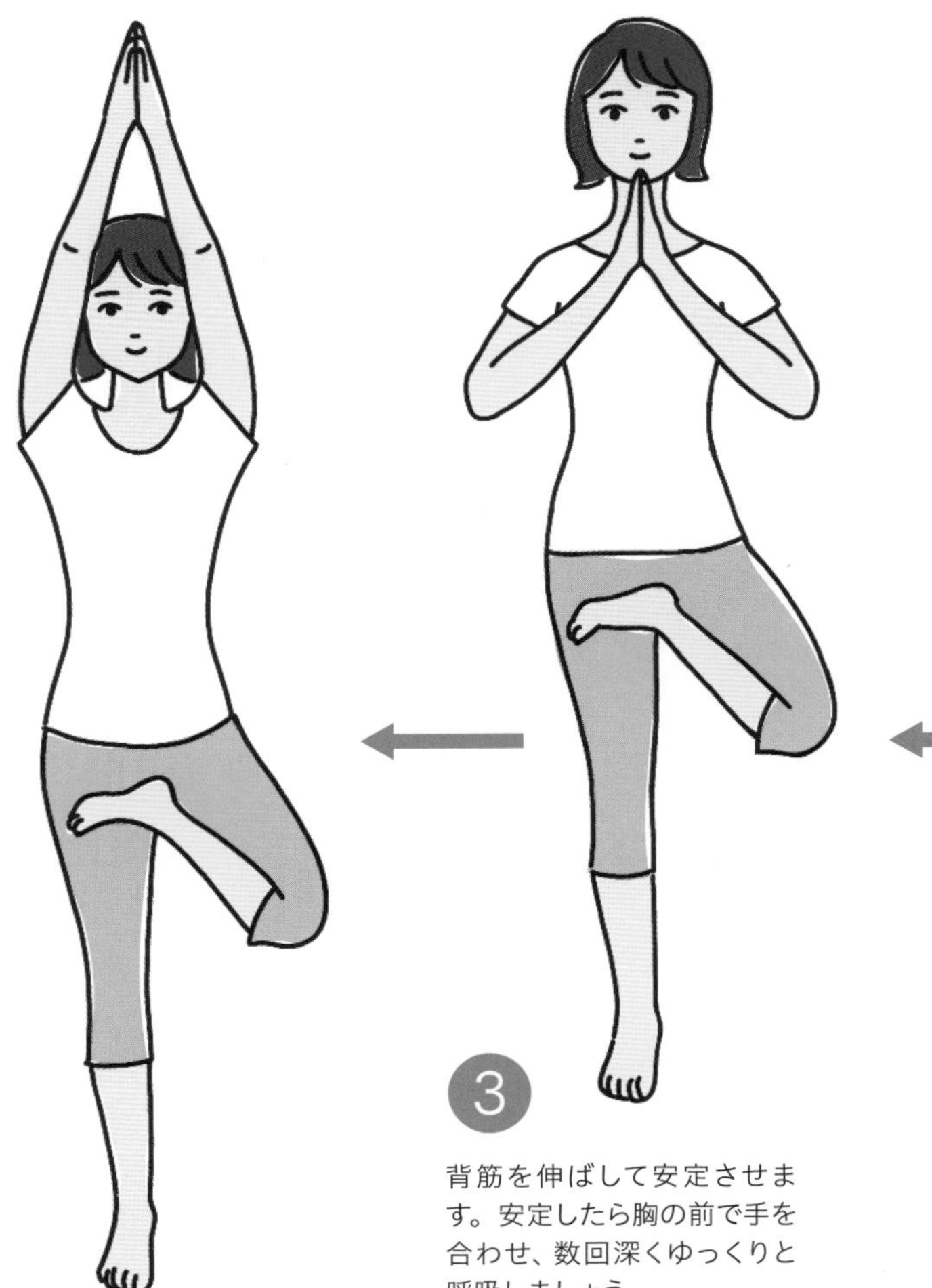

4

バランスが安定したら、合わせた手をゆっくりと上に伸ばしましょう。手を合わせたまま上に伸ばすのが難しいときは、手を合わせずに上に伸ばす形でもOKです。数回ゆっくりと呼吸しましょう。その後はゆっくりと手足を下ろします。

3

背筋を伸ばして安定させます。安定したら胸の前で手を合わせ、数回深くゆっくりと呼吸しましょう。

う師」の資格を持つ鍼灸師です。

鍼灸医療は東洋医学の一分野として中国に起源をもつ医療で、日本には6世紀の初め飛鳥時代に伝わりました。以来、明治維新まで1000年以上にわたって、鍼灸と漢方薬は東洋医学（漢方医学）としてわが国の医療の主流を担ってきました。

現在の鍼療法は、極細のステンレス製の鍼を経穴（ツボ）に刺して刺激を与え、痛みや筋肉のこりの改善、血液循環の促進を行います。灸はもぐさを用いて経穴に熱刺激を与える療法です。

東洋医学では、経穴とは「気」が出入りする場所と考えています。

気とは東洋医学の基本概念であり、目では見えないけれど、機能をもったエネルギーとされています。気は、大は宇宙から小は体の細胞まで存在するエネルギーであり、体内にも流れていて、気が通る道が経絡と呼ばれています。気が滞ることで病気が発症すると考えられ、鍼灸は気の滞りを解消することで症状の改善を目指しています。まさに「病は気から」なのです。

一般の人にとって、「気」と言われても戸惑われてしまうかもしれません。でも、「元気」や「気合」と言われれば、目には見えなくても気の存在が想像できるのではないでしょうか。「気配」という言葉もあります。誰かに見られているという気配を感じ、後ろを振り向くと知り合いがいたという経験はありませんか。「殺気」という言葉も、目には見えないエネルギーを示しています。時代小説やスパイを主人公にした小説などでは、暗闇で殺気を感じて難を逃れるシーンが描かれています。

このように目に見えないエネルギーであ

る「気」を基本概念にした東洋医学は、非科学的として軽視されていた時期がありました。しかし、現在では公的医学研究機関、医科大学、鍼灸大学などでの科学的実験や研究により、鍼灸治療の効果が証明されるようになりました。鍼灸の刺激が自律神経系、内分泌系、免疫系などに作用して、筋緊張の緩和や血液、リンパ液の循環の改善などにつながり、自然治癒力を引き出すとされています。

こうした研究は日本だけではなく海外でも行われていて、ＮＩＨ（米国国立衛生研究所）も、鍼灸療法が各種の疾患に対して有効である科学的根拠、西洋医学の代替治療としての有効性を認める発表をしています。

また、ＷＨＯ（世界保健機関）も、神経痛や自律神経失調症などの神経系疾患や歯痛、胃腸炎、下痢・便秘などの消化器系疾患、関節炎や関節リウマチ、むち打ち症、捻挫などの運動器疾患、感冒や鼻炎、気管支炎などの循環器系疾患のほか、その他の多数の疾患に鍼灸治療が適応すると認めています。

エネルギー療法との出会い

治療院を開業すると、さまざまな症状の患者さんをみることになります。古典的な鍼灸治療だけでは改善が望めないケースもあり、遠赤外線照射や低周波通電、予防体操などいろいろな補助療法を併用する治療院も少なくありません。

私も施術の選択肢を増やそうと、いろいろな施術法の研修会に参加したり、専門書を読んだり、アンテナを伸ばして勉強しま

コラム

珠枝先生のほっとひと息、ティータイム

漢方医学と東洋医学は同じ？

漢方と聞くと、皆さんは漢方薬を思い浮かべるのではないでしょうか。でも、漢方医学という言い方はあまり馴染みがないかもしれません。

そもそも古代中国では、揚子江流域や揚子江以南の地域は植物の生育に適した豊かな土壌であったため、植物の根や皮、木、草を煎じて飲む漢方薬が発達したと言われています。

一方、北方の黄河流域では土地がやせていて植物が豊富ではなく、漢方薬よりも鍼灸治療が発達したと想定されています。

煎じ薬の療法と鍼灸療法は漢の時代に一つに統合され、体系化されました。その後、6世紀初頭に日本に入ってきたのですが、江戸時代にオランダ（阿蘭陀）を通じて西洋医学が入ってきたため、両者を区別するため漢方医学と蘭方医学と呼び分けるようになったのです。

そして、明治時代になると欧米化政策が採られ、日本の医学を西洋医学とする法律が制定されました。そこで、西洋医学に対して従来の漢方医学のことを東洋医学と称するようになったのです。

した。そうした中で出会ったのがエネルギー療法だったのです。

エネルギー療法の源流とも言えるのは、アメリカの医師、アルバート・エイブラムズ（1863~1924年）が提唱した波動医学です。彼はドイツのハイデンブルグ大学医学部を首席で卒業し、アメリカに帰国してスタンフォード大学医学部教授として研究を行っていました。彼は打診法の名人でした。打診法とは、患者の体を軽く指でたたいて共振音の変化で病気を診断する方法です。打診法の実践を続けるうち、病気になった組織の細胞から出る波動が、健康な人の組織を変えるという見解を持つようになり、波動を対象にした医学を提唱するようになりました。しかし、当時の医学界では否定的意見が多かったようです。

1920年代に入ると、物理の世界で量子力学が誕生します。

量子とは、物質を形作っている原子そのもの、原子を形作る電子、中性子、陽子などを指します。中性子や陽子を構成するクォークも量子に含まれます。

原子より小さい量子の世界では、粒子性（物質の性質）と波動性（状態の性質）を併せ持つとするのが量子力学です。電子は粒子ですが波動でもあり、光は波動ですが粒子でもあるのです。

量子力学はテレビやパソコン、半導体など現代文明の土台となり、現在も量子コンピュータの開発が進むなど、科学の発展に寄与しています。

医療についても、人体は原子の集まりなのですから、量子力学の原理は体細胞にも適用されるはずです。

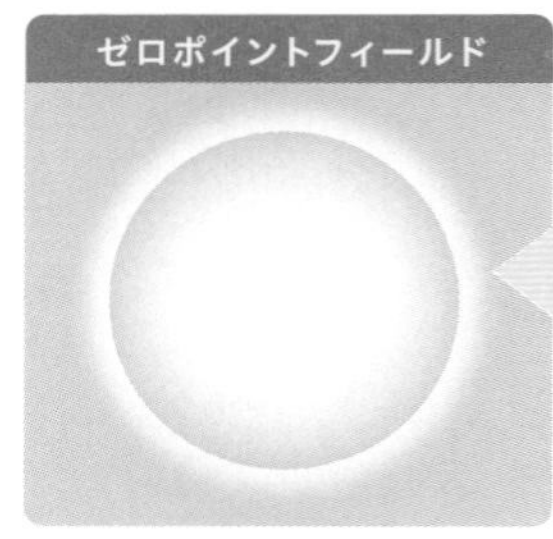

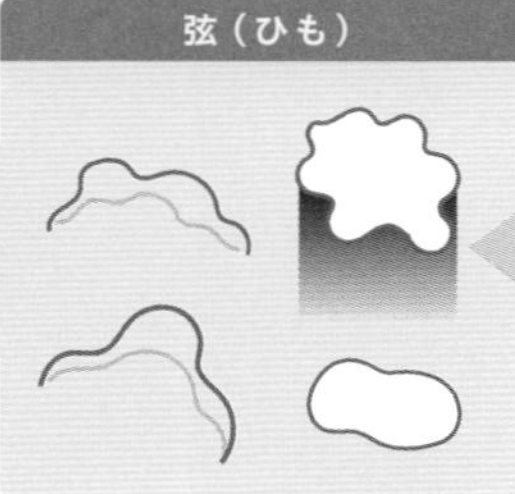

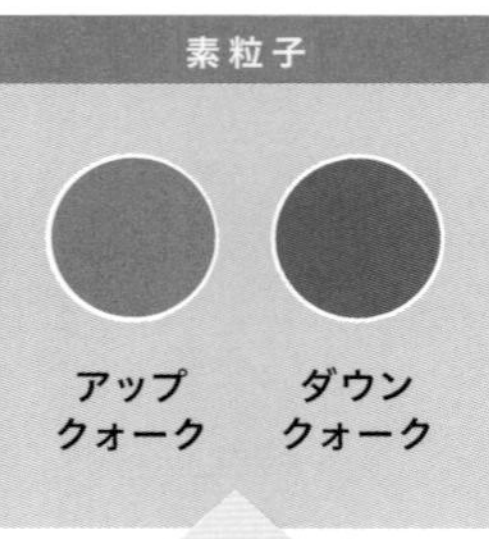

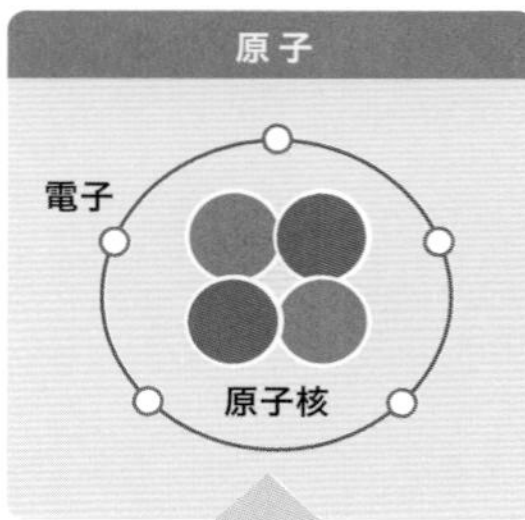

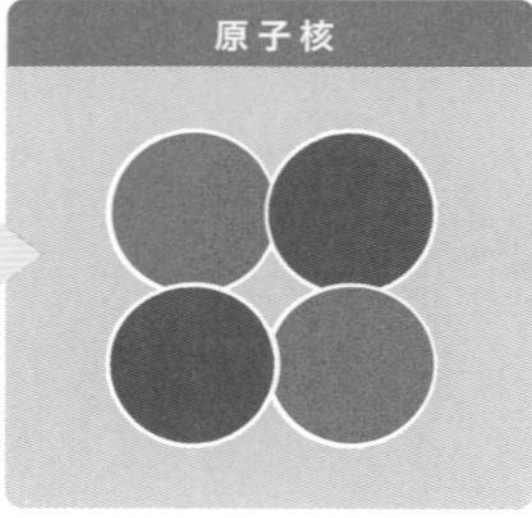

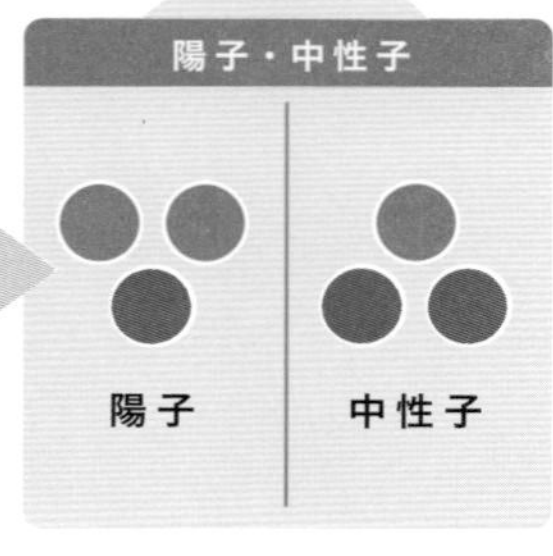

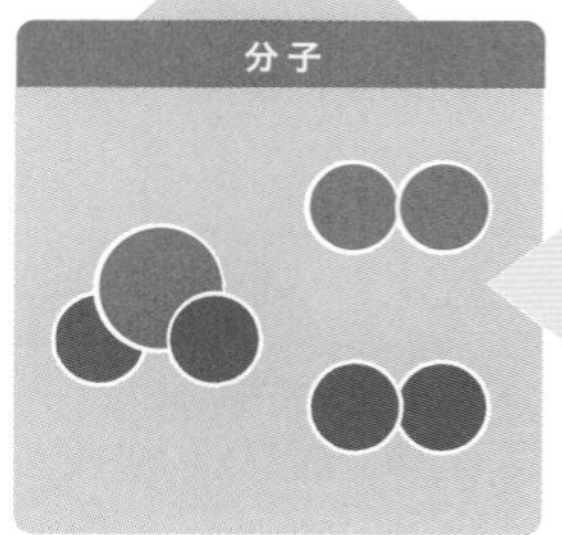

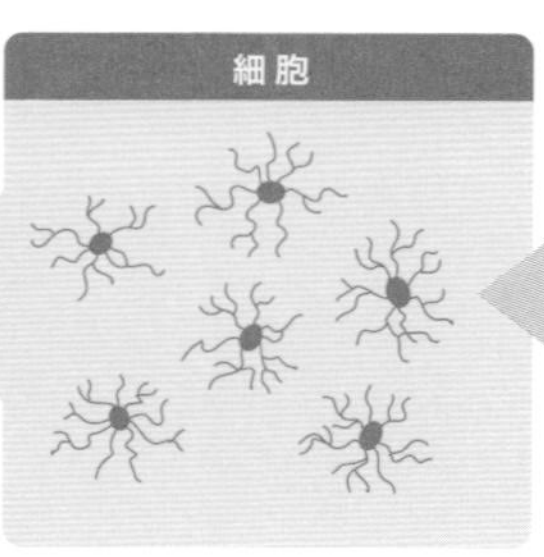

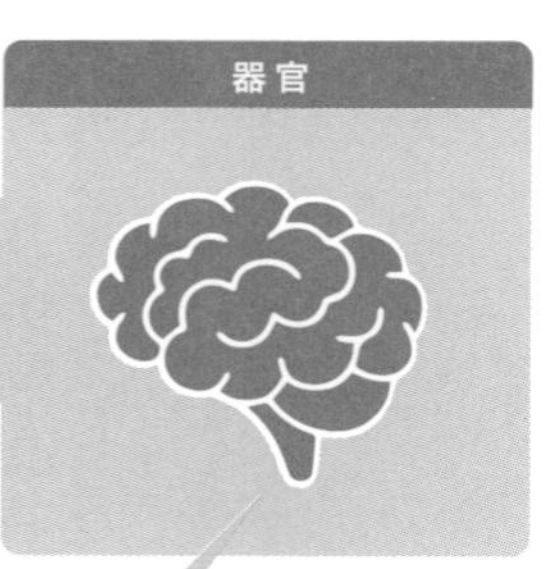

物質はたくさんの
量子が集まって
つくられている

鍼とエネルギー調整を駆使するエトレ方式

私はさまざまなエネルギー療法を研修する中で、鍼灸師として気を感じ取る鋭敏な感覚が、細胞の波動をとらえるのに適していると自覚できました。病気の根源である細胞の波動をとらえる感覚が他の人よりもあるとわかったのです。実は、私は鍼灸師になる前は、臨床検査技師として大学病院で病理検査を行っていたので、細胞への感受性があったのかもしれません。

中でも熱心に取り組んだのが、共鳴現象を基にしたエネルギー療法です。音波は空気の振動、電波は電磁界の振動ですが、外部からの振動周期と合うと共鳴します。最大の共鳴現象は、同一物質の量が同じときに起きるという共鳴反応※を応用した療法です。共鳴現象を利用して、細胞の状態を把握し、施術結果を確認します。

量子力学に裏打ちされた細胞の波動やエネルギーの共鳴現象の理論は、東洋医学の概念である「気」と同様に目に見えないエネルギーを対象にしたものであり、私にとってしっくりと納得できるものでした。

私は古典的鍼灸療法に、量子力学、共鳴現象を基にしたエネルギー療法を組み合わせた、共鳴穴（治療ポイント）を探り当てるオリジナルの施術法「エトレ方式」を創案しました。

まず、病気の根源である細胞の波動をとらえます。そして、その細胞のある場所の正しい筋肉や関節などのフィールドをイメージします。共鳴理論では、例えば10gの塩に対して同量の塩が相対したときに最

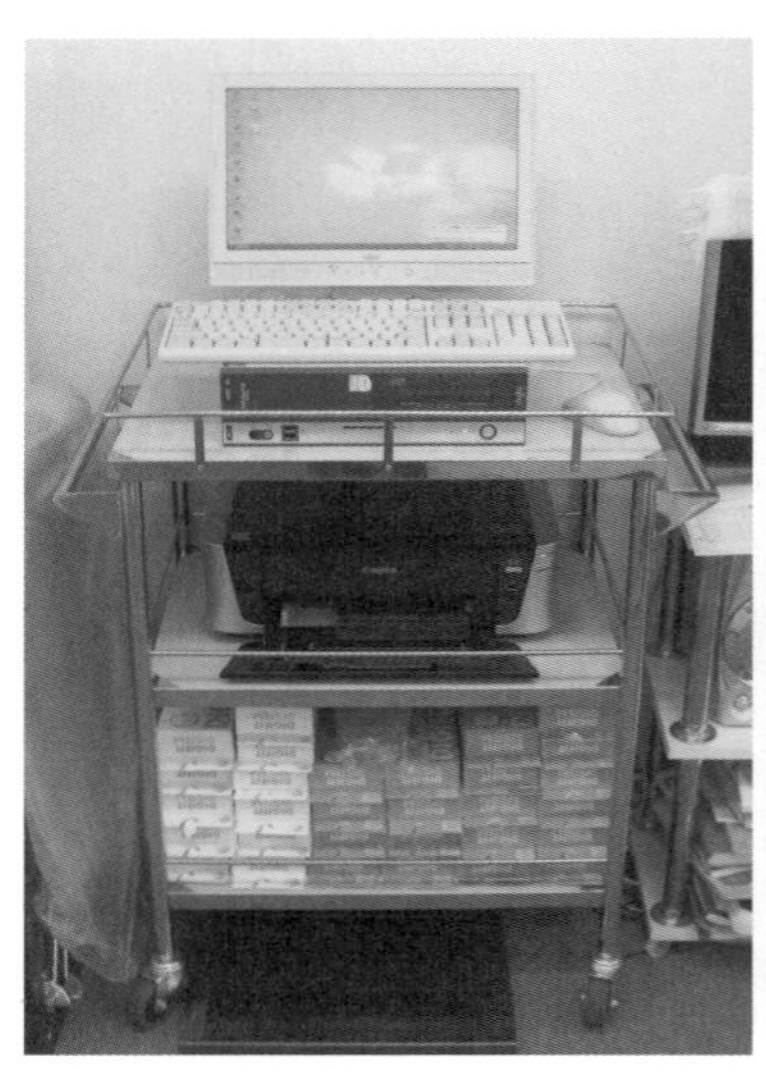

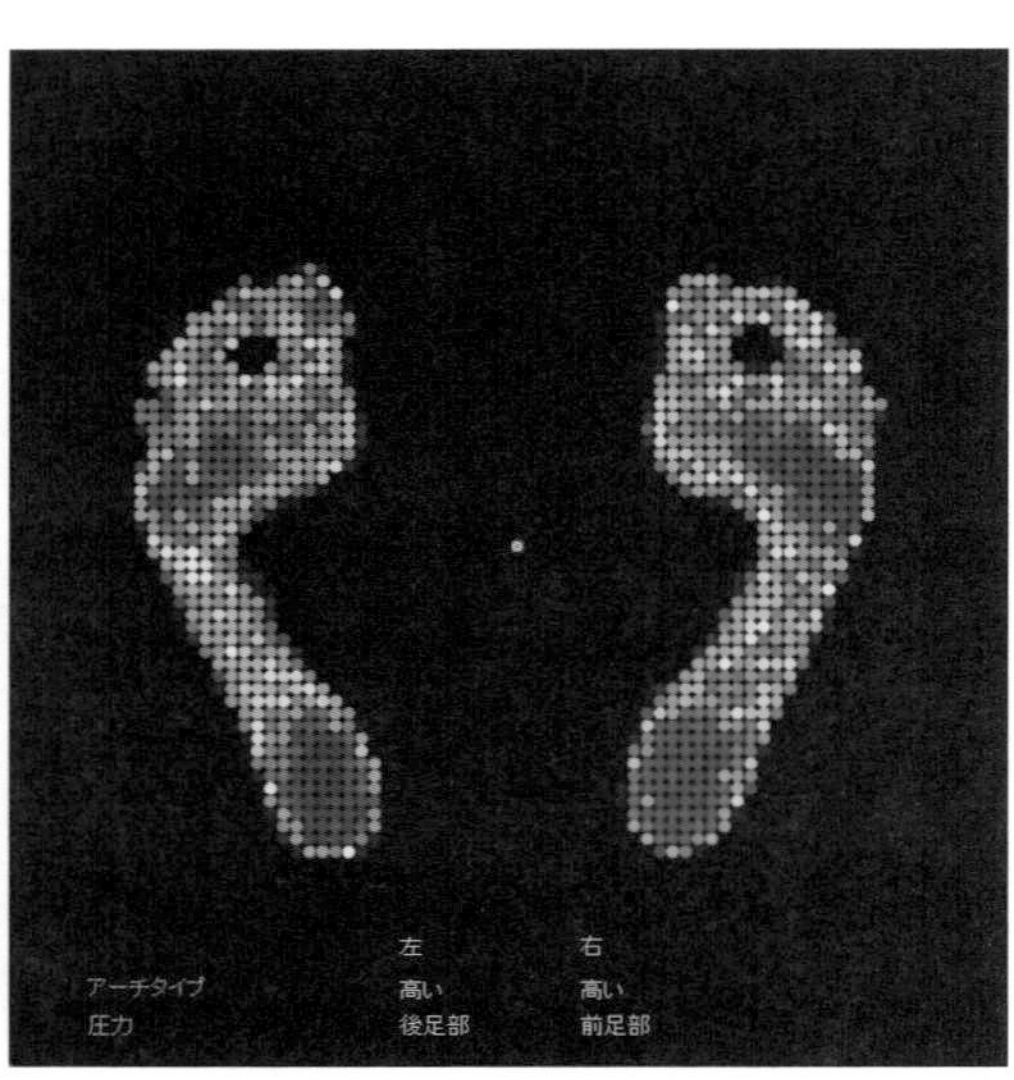

「デジフィット・システム」と実際の画像（株式会社リーガルコーポレーション提供）

大共鳴が得られるとしています。※そこで、フィールドイメージと共鳴するポイント＝共鳴穴を探すのです。正しいもの同士を共鳴させると言ったらよいのでしょうか。波動を合わせることで、共鳴穴を見つけます。探した共鳴穴に施術しますが、波動によって施術の深さや方向性も、はっきりとわかります。イメージングの施術の場合もあれば、共鳴穴に鍼を使う場合もあります。

エトレ方式の施術によって、背骨が左右に湾曲している側弯症が改善したり、帝王切開や骨折、虫垂炎、乳がんなどの手術痕による引きつれ感などの後遺症が改善したり、数多くの実績を上げてきました。

※日本バイ・ディジタルO－リング医学会の資料による。

エトレ方式の外反母趾治療

外反母趾の場合、まず、デジフィットシステムという最新機器で足圧や重心バランスを計測します。最短10秒で足圧分布や形状、重心バランスが把握できます。

施術後にも、もう1回計測して、施術の効果が客観的にわかるようにしています。

そして、問診しながら、足やひざの具合を見て、全身の姿勢をチェック。足の指の動きを重点的に観察します。

次に、置き鍼（経穴に鍼を刺して、すぐに抜かずに10～15分置いておく方法）で、心を落ち着けリラックスしてもらい、気を整えてもらいます。

その後、症状に応じてさまざまな施術を行いますが、具体例を紹介しましょう。

施術例A　親指の外反を改善

筋肉や関節を緩めて親指が動かせるようにします。炎症が取れ親指が動かせることで、足やひざ、股関節が正しい位置になり、正しい姿勢、正しい歩行ができ、指の筋肉もついてきて外反母趾が改善されます。

❶筋肉を緩める

筋肉（次ページ下段図参照）に対する共鳴穴を探し、緊張している筋肉を緩めます。

❷親指の爪を浮かせる

爪の動きがなくなっているので、爪の生え際で共鳴穴を探し、可動域を出して浮かせます。

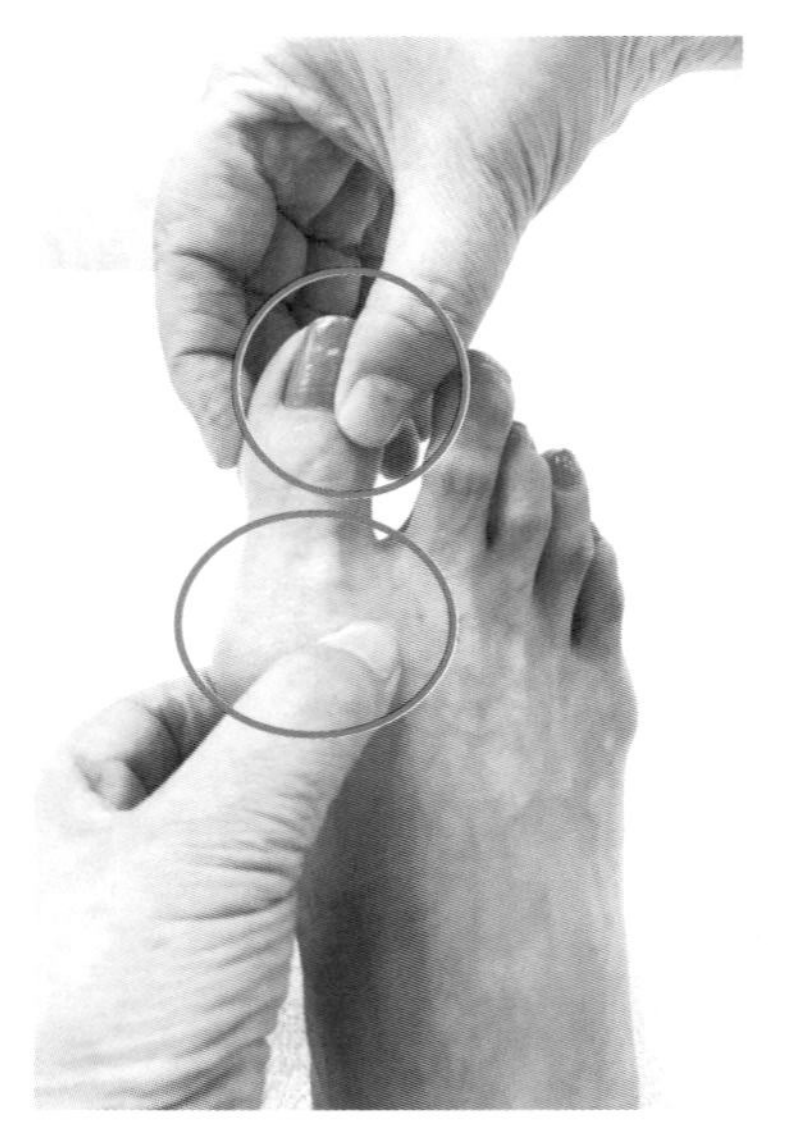

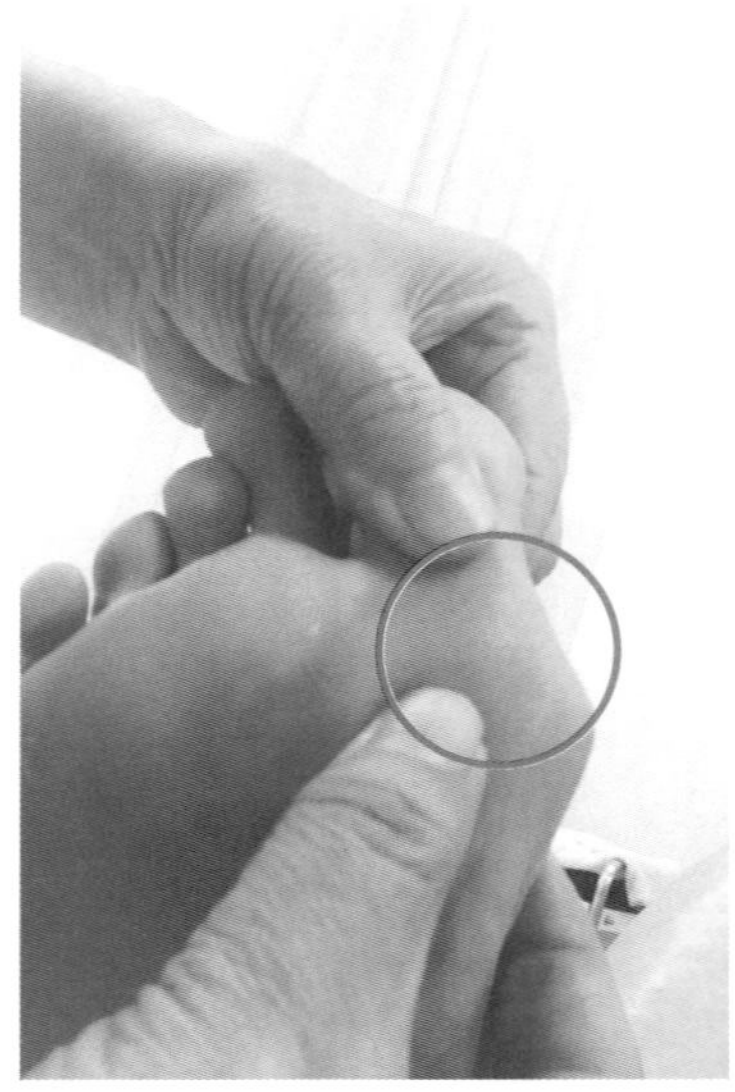

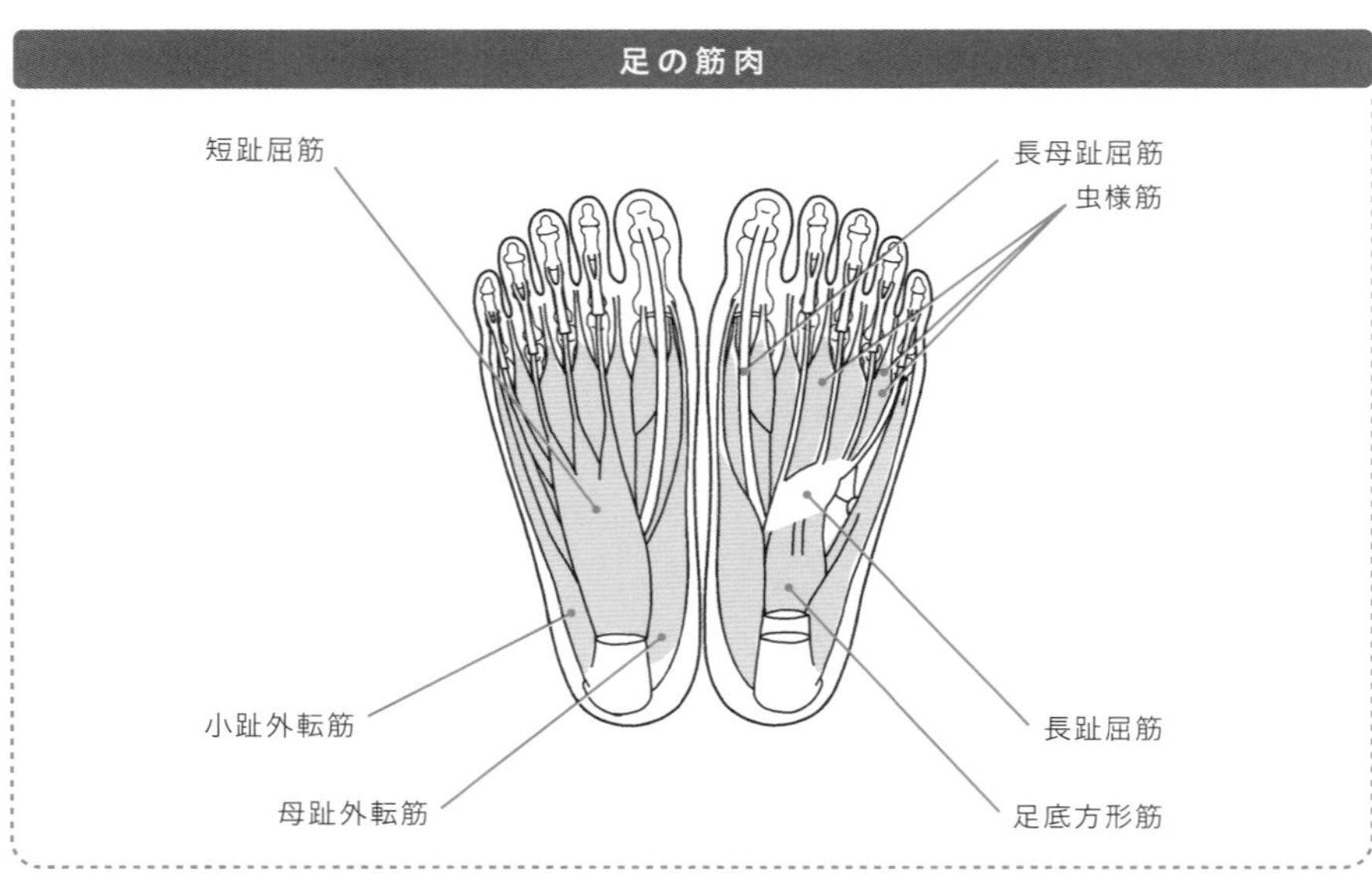
足の筋肉
短趾屈筋
長母趾屈筋
虫様筋
小趾外転筋
長趾屈筋
母趾外転筋
足底方形筋

❸ 関節を緩める

指節関節、中足趾節関節の共鳴穴を探し、硬くなっている関節を緩めます。

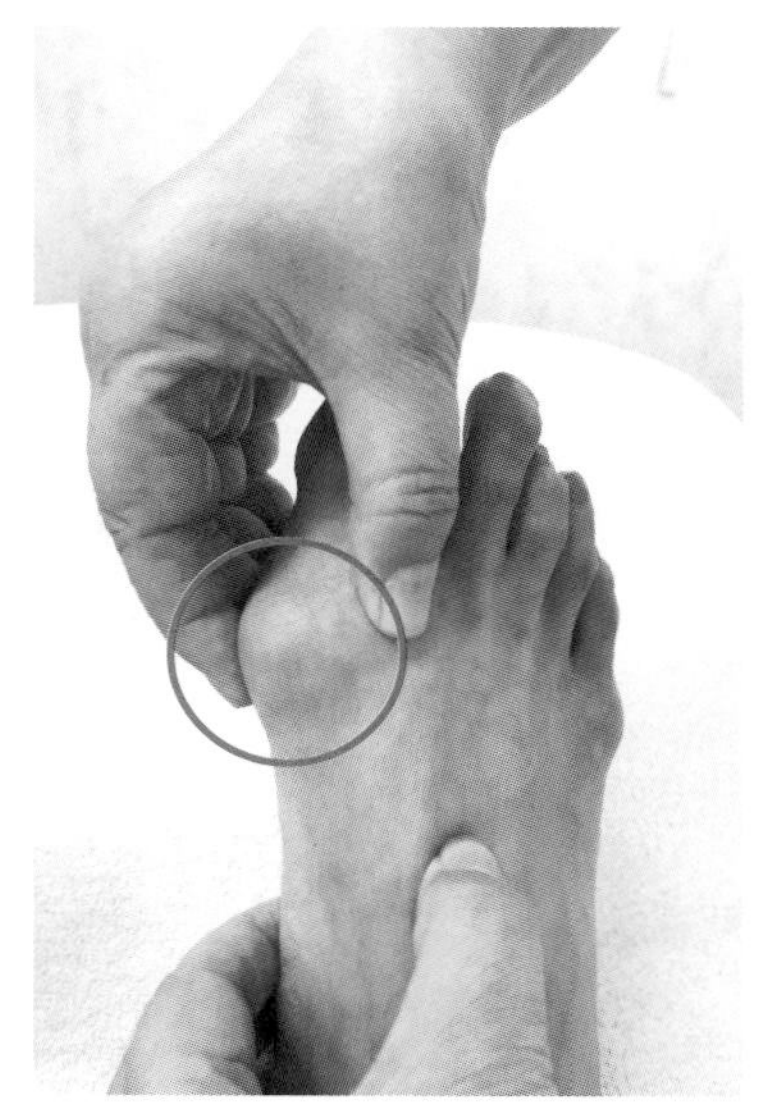

アーチの改善

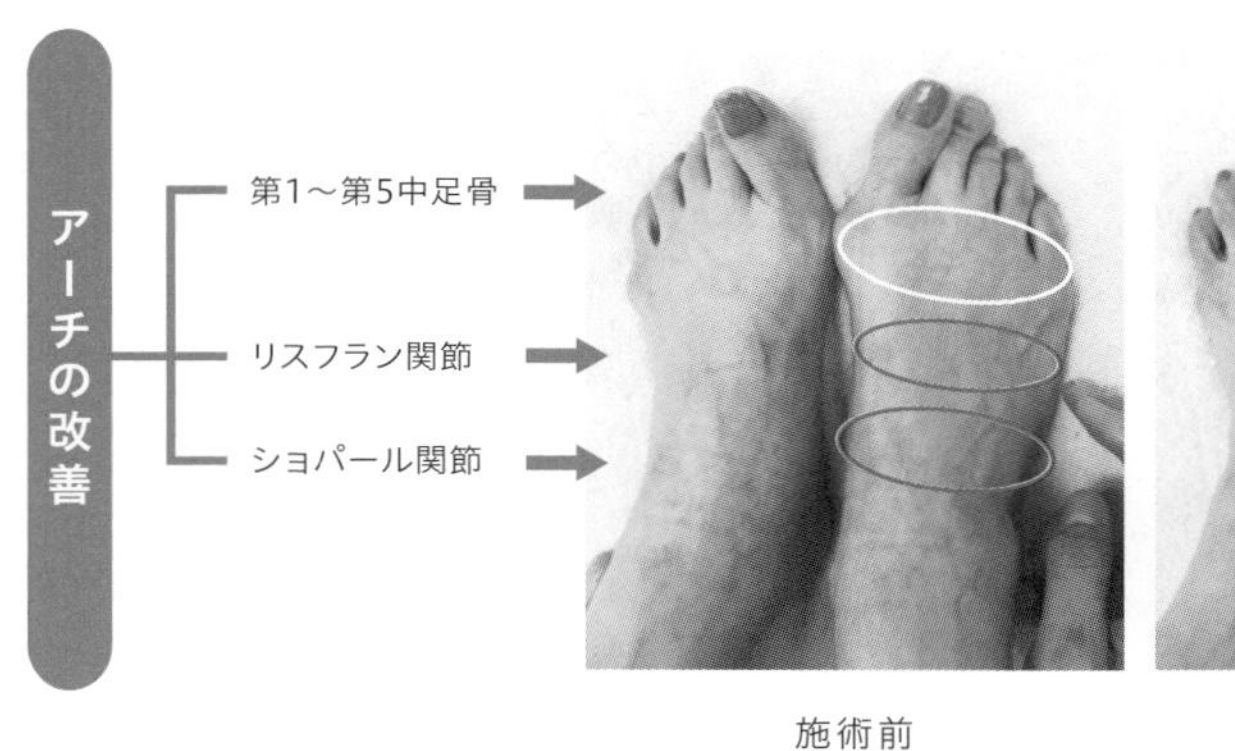

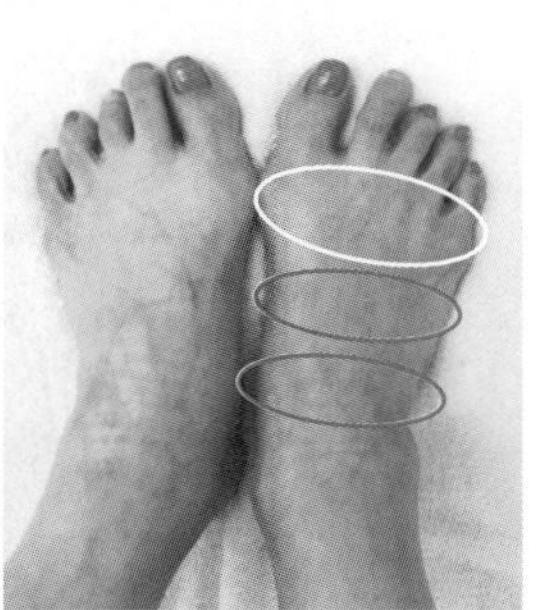

施術前　　施術後

施術例B　アーチを改善

正しい歩き方ができるようにするため、アーチを改善します（69ページ下段写真参照）。

❶中足骨の付け根の骨の隙間を作る

横のアーチがつぶれていて、第1～第5中足骨の付け根にある骨がくっついてしまっています。共鳴穴を探し、隙間を作ることで横アーチを改善。

❷関節を緩める

リスフラン関節、ショパール関節の共鳴穴を探し、関節を緩めることで、縦アーチを改善します。

共鳴穴を動物実験で確認

来院された患者さんには、デジフィットシステム機器で施術前後の足を計測して外反母趾角の改善など目に見える効果を提示していました。しかし、施術を受けたことがない人に、共鳴穴をとらえるエトレ式施術法について説明しても、なかなか納得していただくのが難しいだろうと思います。

そこで、私はエトレ方式で共鳴穴を正しくとらえていることを、動物実験で実証することにしました。

この実験は、東京医科大学の工藤玄恵名誉教授の携帯電話の電磁波の脳への研究を発表した論文を読んだことがきっかけでした。

工藤名誉教授は2007年に携帯電話の

マイクロ波を照射したラットの脳のミクログリアが正常な静止型から活性型へと形態変貌すること、および72時間時点で活性型のままであったことを世界に先駆けて発見されました。

ミクログリアとは脳細胞の1種です。脳にはニューロン（神経細胞）とグリア（神経膠細胞）の主に2種類の細胞があります。グリアの1種がミクログリアです。

通常、ミクログリアは細胞体から多数の突起を伸ばしている形で、静止型（ラミファイド型）と呼ばれています。ところが、ミクログリアに刺激が加わると突起を縮めてアメーバー状態に変化します。この状態を活性型（アメボイド型）と呼びます。

２０１２年に、同様な組織形態学的な確証的証拠での方法をもって、私の施術効果を目に見える形で証明できると思い、工藤

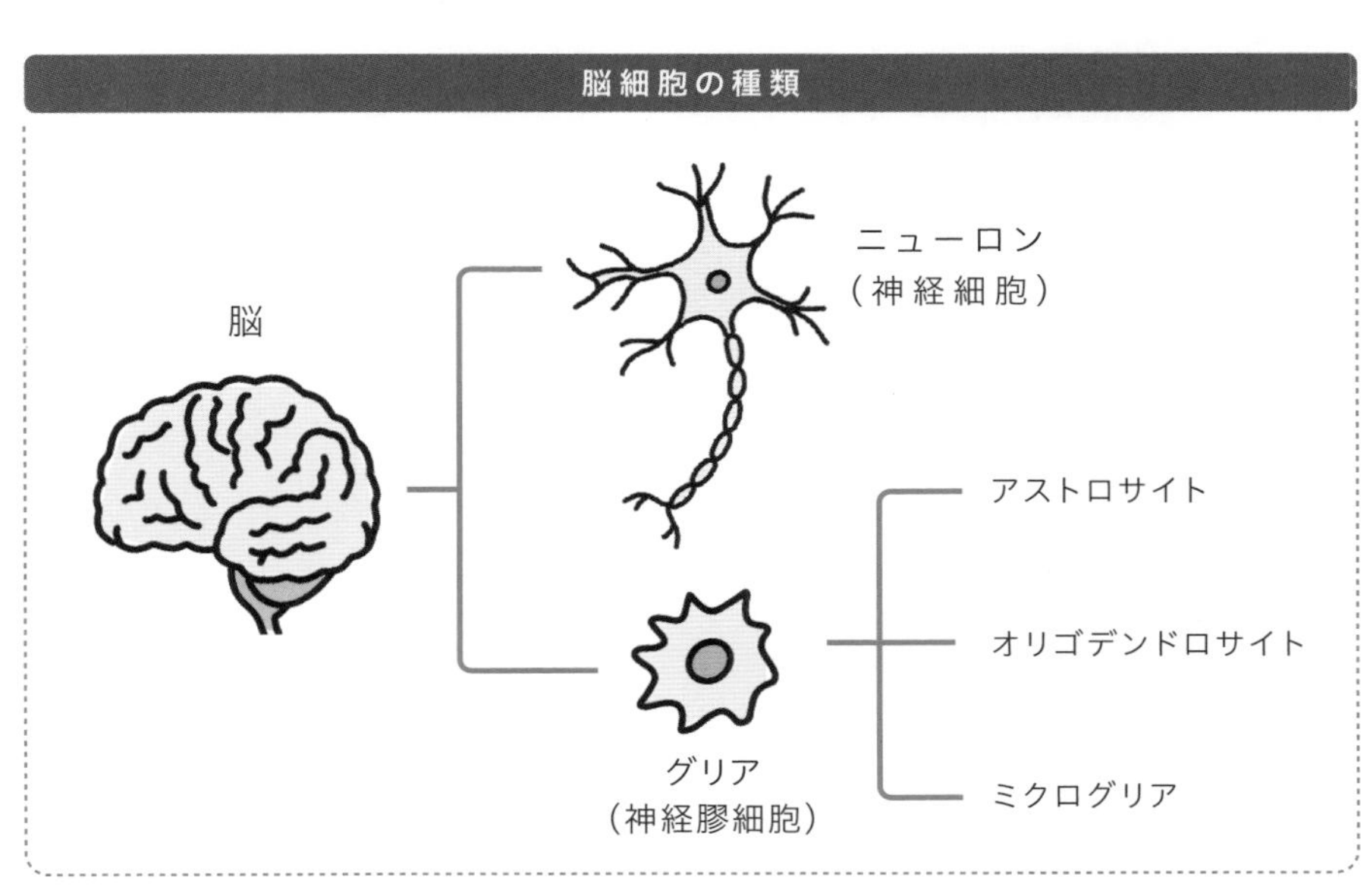

ミクログリアの形態の変化

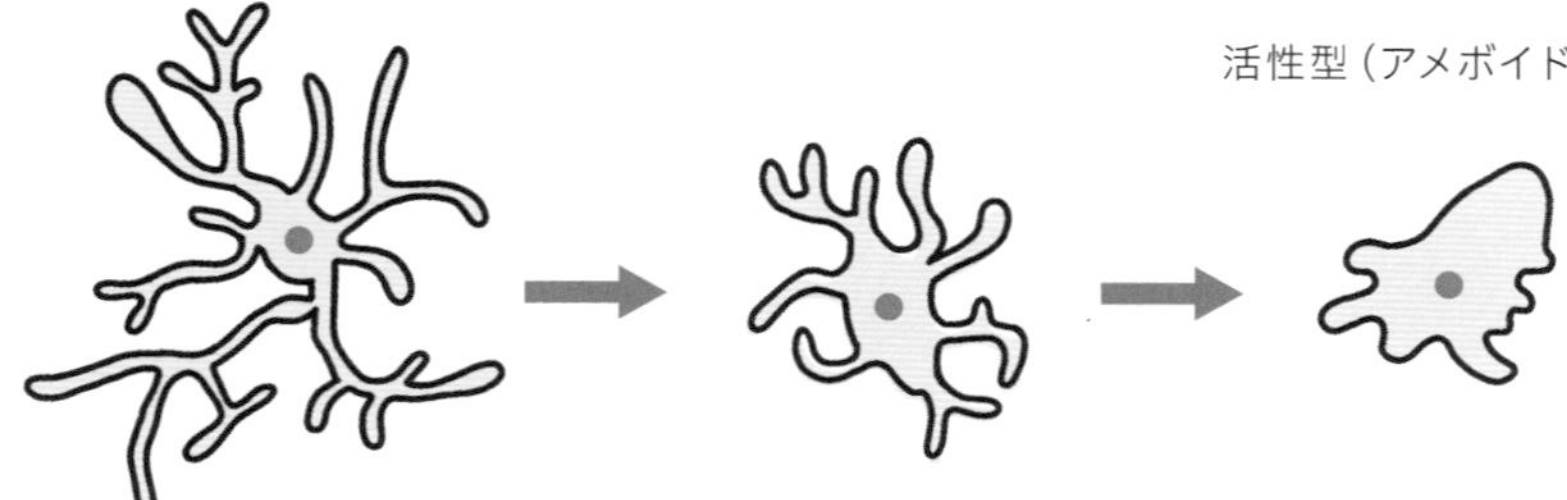

細い突起を伸ばしていますが（一番左）、
何らかの刺激が加わると突起は短く、太くなっていきます（一番右）。

名誉教授にご指導していただき、ラットを使ったエトレ方式によるミクログリアの変化を確認する実験を行いました。

それは、ラットにマイクロ波を照射した後「1時間後と2時間後に共鳴穴に鍼と波動治療を1～2分間施術する」という実験で、これを3日間（72時間）続けました。

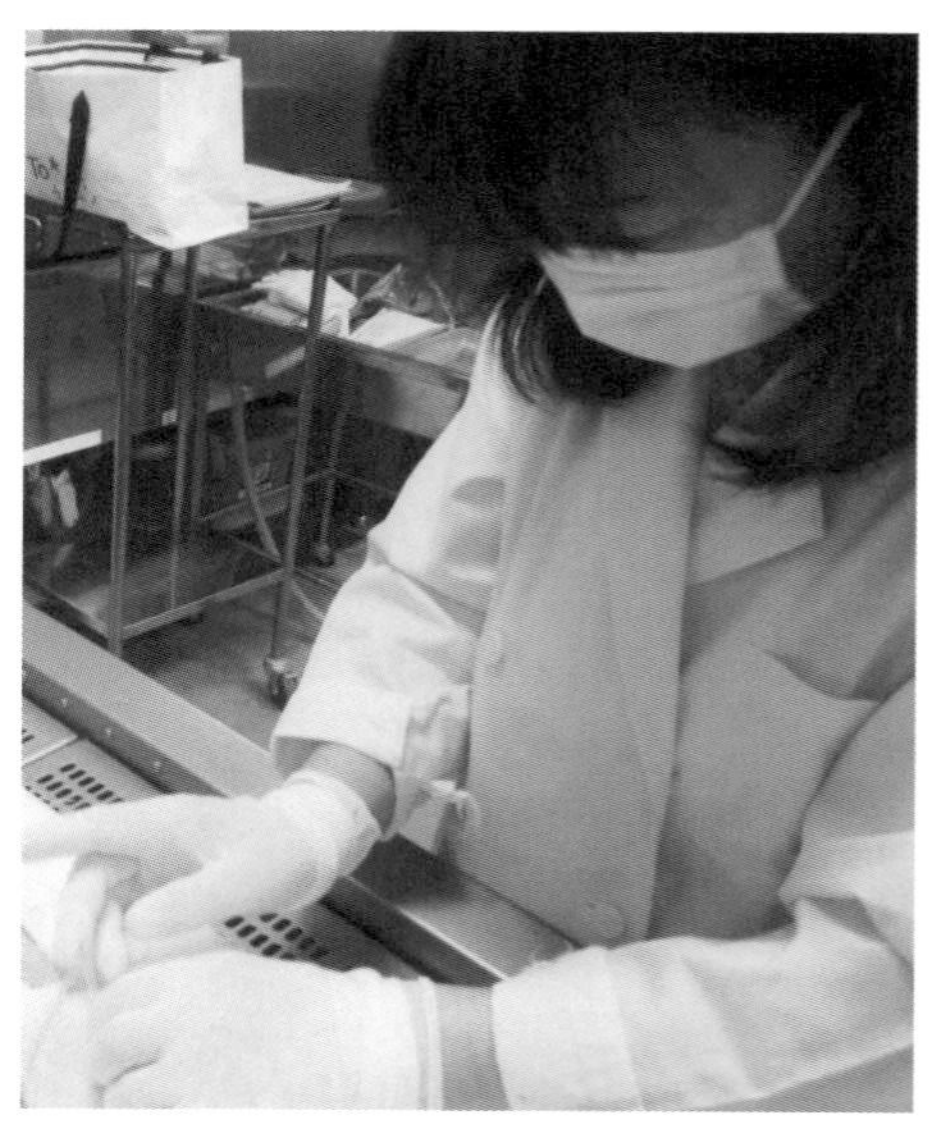

工藤玄恵名誉教授の実験

携帯電話マイクロ波を照射したラット脳のミクログリアの変化

照射なし **照射あり**

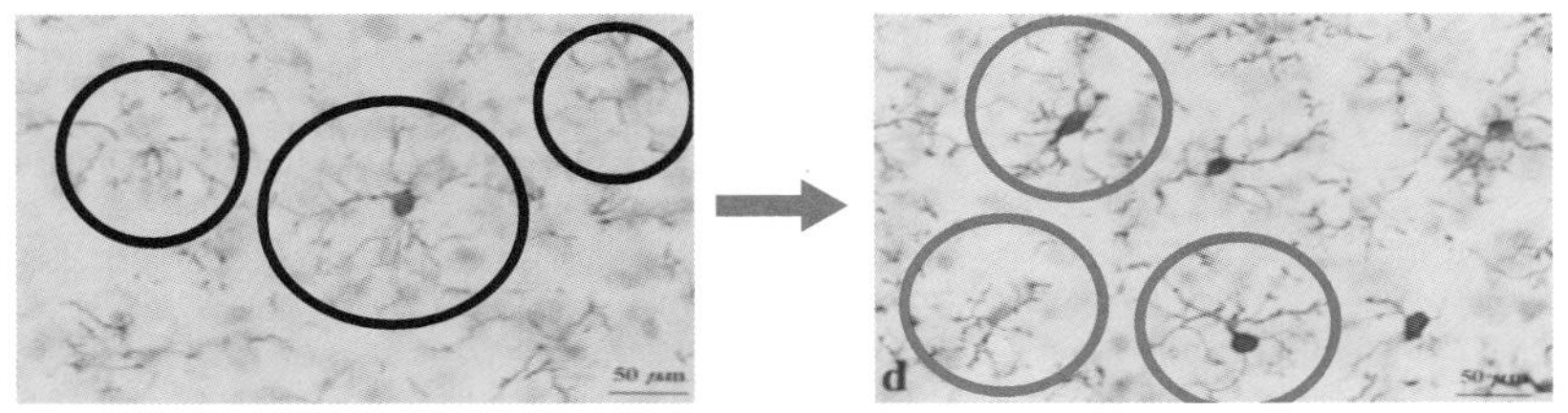

静止型
均一な分岐型形状
（線香花火状）
（0W/KG）いずれも静止型

活性型
しなやかさを失い、
不均一な太さとなっている
（0.2W/KG）いずれもやや活性型

エトレ式治療の実験

照射しながら実験開始から1時間後、2時間後に共鳴に基づいて
鍼・波動治療を1 ～ 2分間施した（治療回数は2回×3日間＝6回）。

照射あり　三日目の状態 **照射あり治療あり／三日目の状態**

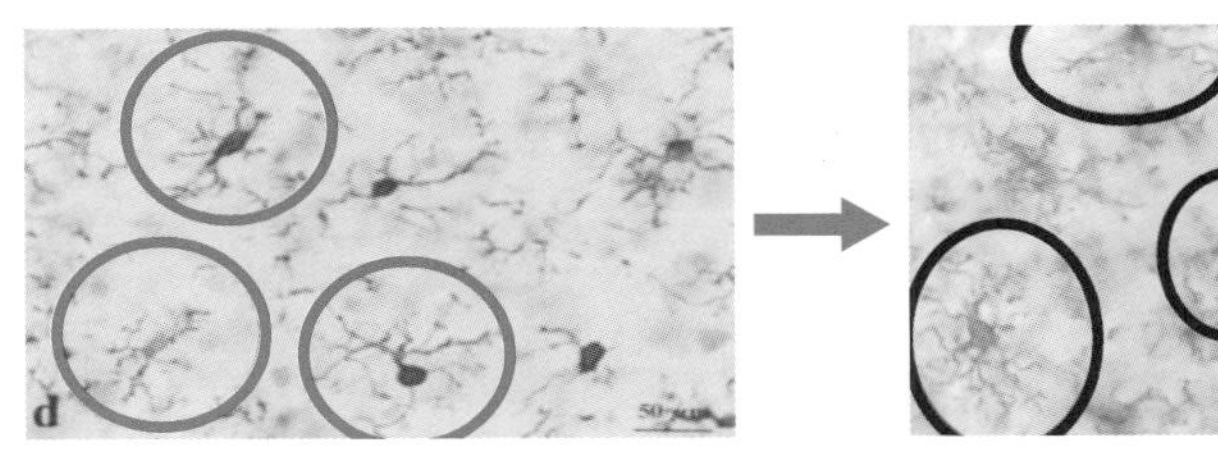

活性型
しなやかさを失い、
不均一な太さとなっている
（0.2W/KG）
いずれもやや活性型

静止型近似
近似型ミクログリア
均一な分岐型形状に近い

すると、マイクロ波の照射のみで施術をしていないラットの脳のミクログリアは活性型だったのに対し、鍼・波動治療したラットは静止型に近似したものでした。

このラットの実験では、共鳴穴の鍼・波動治療の組織学的結果から、施術によりミクログリアの活性化をある程度抑えることができた可能性があると考えられます。

エトレ方式の優位性とは

他の施術法と比較してエトレ方式の長所と言える点を述べたいと思います。

まず、**無痛であるということ。**気を整えるための置き鍼も無痛ですし、共鳴穴を探す際も患者さんの体には触れませんので、痛みはまったくありません。

また、**施術後は自分の意志で指を動かせるようになります。**脳から運動神経を通じて筋肉に出す指令回路も復旧できているということではないでしょうか。手術など他の療法で出っ張った部分を矯正して形だけを整えても、親指など足指が自分の意志で自由に動かせるようにならないと、正しい歩き方ができません。エトレ方式は足の指10本すべてが、施術直後から自分の意志で動かせるので、パーができるようになります。

そして、**エトレ方式は、1回の施術で改善が見られる**ことが大きな特徴だと思います。

ほとんどの患者さんが1回の施術で痛みがなくなり、固まった指も動くようになります。ただし、親指の形の改善は外反母趾の進行具合によって時間がかかります。指の力、筋肉の力がつき、関節の動きが正常にならないと、正しい形を維持できないからです。しかし、1回の施術で従来よりも改善していることは、デジフィットシステム機器による計測でも、施術前後で写真を撮った場合でも明らかです。

定期的な施術を続けることで、正しい形で筋肉がつき、正しい歩き方ができるようになり、再発を防ぐことができます。

体験談❶ エトレ式施術を受けて

子どもの頃から治らないと思っていた外反母趾が珠枝先生の施術で痛みがなくなり、大きなタコもなくなりました!

会津美由紀さん(仮名・40代)

子どもの頃にクラシック・バレエを習っていて、トゥ・シューズをはいていました。

佐藤ふさ子さん(仮名・82歳)1回目の施術

施術前

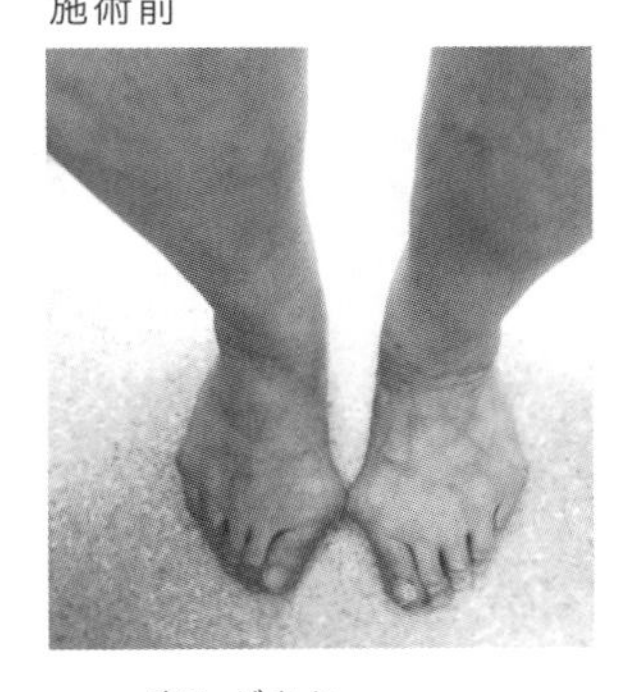

痛みがあり、
まったく指が動かない

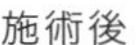

施術後

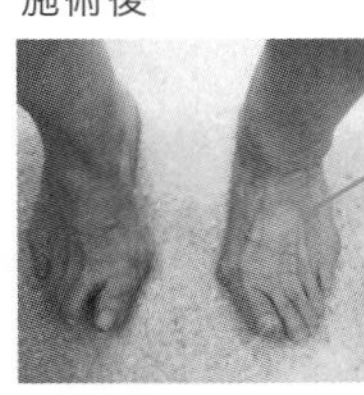

母趾の痛みが
感じなくなり、
指先まで意志が伝わり
動かなかった
指が動き出す

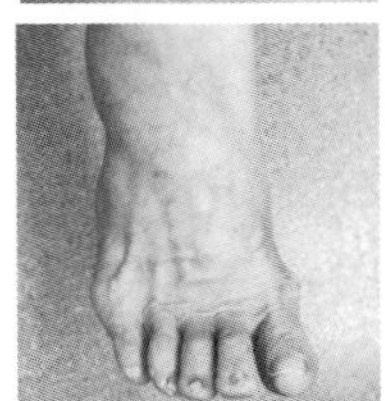

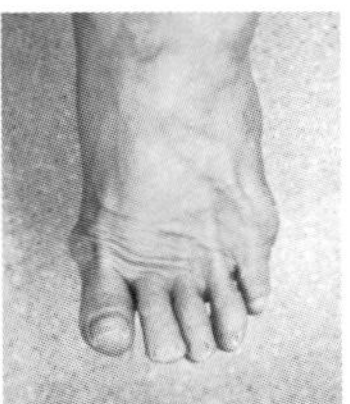

普段も、当時流行していた先の細い靴をはいていました。小学校2〜3年生の頃には「足が痛い」といつも言っていて、気が付いたら外反母趾で親指が曲がっていたんです。

でも、外反母趾が治るとは思ってもいなく、痛みを我慢するのが当たり前の生活でした。高校生のときは幅の狭いローファーが学校の指定靴でしたから、我慢しながら3年間はき続けたのです。その頃、テレビで歌手の小柳ルミ子が外反母趾の手術をしたと言うのを聞き、「外反母趾を治すには手術しかないのか……」と思ったのを覚えています。

外反母趾とは一生付き合っていくしかないと思い込んでいて、それでも若い頃はオシャレをしたくて、ムリしてハイヒールもはいていました。

治らないとは思いつつ、少しでも痛みを抑えたくて、外反母趾用の靴をオーダーで作ったり、足の指の間にはめる外反母趾用装具を作ったり。どれも痛過ぎて、1週間も持ちませんでした。今から考えると、本当にお金をドブに捨てていたようなものです。

そんな私の外反母趾人生に転機が来たのは、今から10年ほど前のことです。趣味でヨガを始めたのですが、初心者なので無駄な力が入ってしまい、ひじが痛くなってしまいました。整体院に行ってもひじ痛は治らず、ヨガの先生に「どこか良い治療院を知りませんか」と聞いて、教えていただいたのが「東洋治療院エトレ」でした。

実は、私は4歳のときに盲腸炎になり、おなかに手術の傷跡が残っています。体が成長するにつれ、傷跡もひきつれてきて、筋トレをしたときや大きく動いた瞬間に痛みが走りました。

最初に「エトレ」に行ったとき、珠枝先生は問診や視診などをして「おなかの傷も治すから」「外反母趾もあるのね」とおっしゃったのです。《ひじ痛で来ているのに、何言っているんだろう。変な先生……》と内心不思議に思いました。

ところが、施術を受けて帰宅するまでの間に、おなかのひきつれが緩んでいくのがわかったのです。ヒモできつく縛られていたのが、パラリとほどけて、とろんとろんとなっていく感じでした。

最初の3回は2週間おきに通う予定だったのですが、一度、仕事が忙しく1か月空いてしまったことがあり、そうすると急に足が痛くなってきました。外反母趾に関しては、自分では《良くなったかも》という程度の感覚だったのですが、このときに珠枝先生の施術で外反母趾が確実に良くなっていることを実感したのです。

その後、1か月に1回通うようになり、1年かからずに外反母趾は治りました。外反母趾だったときは足のアーチがなくなって、中指の裏に大きなタコができていて痛かったのですが、気が付くと中指のタコも消えていました。

今はスニーカーやヒールの低い靴を選んではいていますが、週1回、会社で会議がある日はパンプスをはいて行きます。週1回はく程度なら何ともありません!

全身のメンテナンスをする意味で、今も月1回通院していますが、外反母趾は再発していません。子どもの頃からの痛みがなくなり、珠枝先生には感謝の気持ちでいっぱいです。

珠枝先生からひと言

小さい頃から頑張り屋さんで我慢強く、痛いのを押さえて、いろいろなことに挑戦している方です。特に、ヨガを熱心にされ、改善後はさらに、以前できなかった難しいバランスポーズができると喜んでいただけました。

体験談❷　エトレ式施術を受けて

さまざまな診療科で診てもらっても治らなかった首痛や側弯症、外反母趾がよくなりました!

島谷やよい(仮名・50代)

左側の顔面が痛く、首や口の中にも痛みがあり、体も歪んで側弯症になり、さらに外反母趾で靴をはいていないときも痛くて、まさしく満身創痍でした。病院ではさまざまな診療科を回りましたが、どの症状も良くなりません。最後には精神科にも回されましたが、まったく改善の兆しが見えません。妹が心配して、2人でどこに行ったらいいのだろうと1年近く悩んでいたのです。

そんなとき、口の中の痛みで通っていた歯科の先生から「東洋治療院エトレ」を紹介していただきました。

珠枝先生に施術していただくと、今までの痛みがほとんど感じなくなり、驚きました。その後、1か月ほど通うと、顔や口の中の痛みはもちろん側弯症も改善! 外反母趾も痛みがなくなり、靴も普通にはけるようになりました。

心配していた妹も、驚くやら、喜ぶやら

です。私自身「第二の人生が開けた！」と感じています。

珠枝先生からひと言

島谷さんから「何十年か前に肩を脱臼したとき、胸全体にコルセットをして腕を上げていた」とお聞きし、腕を上げた状態で緊張やコリなどをエトレ方式で取りました。外反母趾も足がむくむほどでしたが、施術後はむくみも取れ、親指もまっすぐになりました。肩の痛みから全身のバランスが崩れ、足にかかる体重も偏って外反母趾になってしまわれたのだと思います。さまざまな痛みから解放され、第二の人生を楽しめるようになり、本当に良かったです！

コラム

珠枝先生のほっとひと息、ティータイム

鍼灸師対象のエトレ方式の講習会でフェイスリフトアップに成功！

鍼灸師や整体師などプロの施術家を対象にした講習会を開いて、エトレ方式を教えることがあります。鍼灸師を対象にした講習会で、フェイスリフトアップの実習を行ったことがあります。

私がパターン化した眼輪筋や口輪筋との共鳴穴の場所に、受講生同士がお互いに皮内鍼を施術しました。一人ひとりの共鳴穴を探すのではなく、一般的なパターン化した共鳴穴＝ツボに施術することでも、一定の効果が得られるのです。

受講生の皆さんの顔のむくみや体の歪みが改善し、小顔になりました。共鳴穴の施術の再現性が高いことを示していると思います。

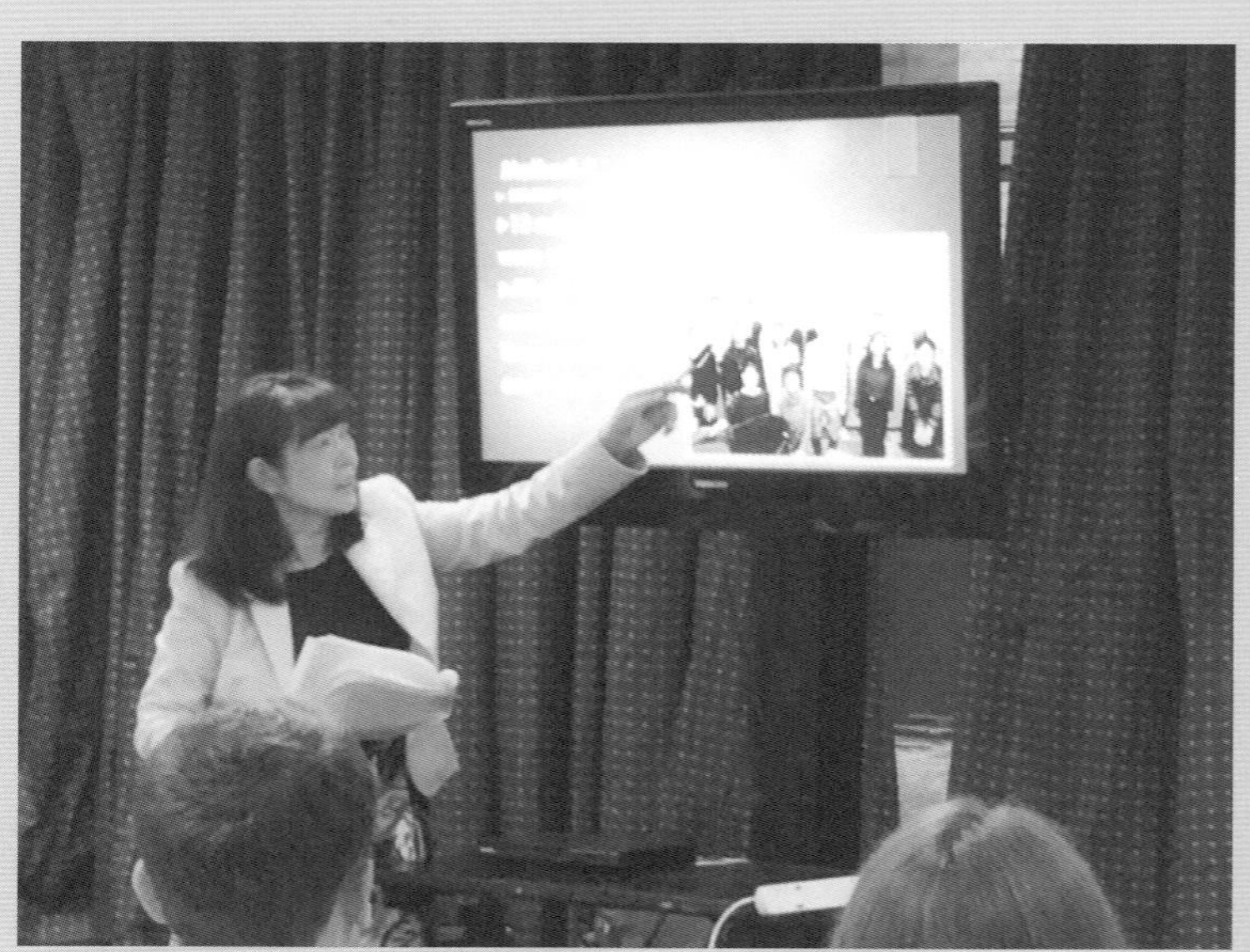
第35回バイ・ディジタルO-リングテスト国際シンポジウム（2019年10月、ニューヨークにて）

第4章

外反母趾を治すと心も体も健康になる

足は第2の心臓

人間が他の哺乳動物と違うのは直立2足歩行できることです。2足歩行なので手を自由に使えます。物を運べ、火を起こして調理ができ、武器を作ることもできるので、他の哺乳動物を圧倒することができたのです。

しかし、直立2足歩行の人間の足は、心臓から最も遠い位置にあり、体の一番下になります。心臓から血液を送り届けたり、送り返したりするのが大変な場所です。そこで、歩くことで足の筋肉が収縮して血液の流れを促進し、心臓から血液を末端の足に行きわたらせ、心臓に送り返しています。**足は第2の心臓**と言われる理由です。

歩くことで血液を循環させることが如何に大事なことか、エコノミークラス症候群の例を挙げれば、おわかりいただけるでしょう。

エコノミークラス症候群とは、足などにできた血栓（血液の塊）が血流にのって肺動脈で詰まり、呼吸困難や循環不全を引き起こす病気です。飛行機の座席などで長時間動かずに、急に立ち上がったときなどに発症しやすいことから名付けられました。離陸後に長時間歩かないことで、血液の循環が悪くなり、血栓ができてしまうのです。症状が重いと、命を落とす場合もあります。

日頃から車などに頼らず、こまめに歩くことが、健康には大事なことなのです。

人間の老化は足から始まる

古くから「老化は足から始まる」と言い伝えられています。実際に、足の力が衰えることで、静脈瘤やメタボリック症候群、転倒による骨折などのリスクが高くなってしまいます。また、最近はサルコペニアという病気も懸念されています。

サルコペニアとは、加齢や生活習慣によって急激に筋肉が落ちてしまう症状です。65歳以上の高齢者に多く、歩く速度が遅くなり、転倒・骨折のリスクや死亡率が高くなります。つまずきやすくなったり、横断歩道を青信号で渡り切れなかったり、手すりにつかまらないと階段を上り下りするのが辛くなったりすると、サルコペニアかもしれません。

20歳頃まで筋肉量は増えていきますが、20歳を過ぎた頃から徐々に減り始め、70代では20代の4割程度に減ってしまうと言われています。しかし、中高年になってからでも、できるだけ歩くことで筋肉が減るのを防ぐことができます。

寝たきりにならないよう、日頃から歩く習慣をもつことが大事です。歩くためには、足にトラブルがないことが大前提。外反母趾など足の痛みを生じさせる病気を治すことは、健康長寿に直結します。

正しい歩き方をマスターしよう

足の健康を保つには、正しい姿勢で正しい歩き方をすることが大事です。

まず、スマホを見ながら歩くのをやめま

しょう。前かがみの姿勢は、ストレートネック（生理的湾曲がなくなった首）や猫背を引き起こし、骨盤の歪みが生じて、足への体重のかかりかたがアンバランスになります。

そして、ペタペタ歩きやがに股歩きなど悪い歩き方もやめましょう。親指を使わない歩き方では、足の筋力や靭帯が弱くなり、アーチが崩れてしまいます。

外反母趾になった人の場合、足のアーチが崩れて姿勢に歪みが生じていますが、外反母趾が治れば、正しい姿勢を取ることが可能になります。

そして、**歩くときに親指を意識しましょう。意識すれば、親指は地面をとらえることができます。**意識するだけで、親指の動きが違ってくるのです。

まずかかとから着地し、小指の付け根から親指の付け根へと重心を移動し、親指でけり上げて、土踏まずを持ち上げて前に進みます（次ページ参照）。

背筋を伸ばし、目線をまっすぐ前へ向け、あごを引き気味にして、腕をふり、少し大股で歩きましょう。

いろいろある歩きの効果

外反母趾を改善して、足の指を使ってしっかり歩けるようになれば、健康に良い影響が出てくるでしょう。

❶ 心肺機能を高める

足が第2の心臓となって全身の血液の循環が良くなり、心肺機能が高まります。

正しい歩き方

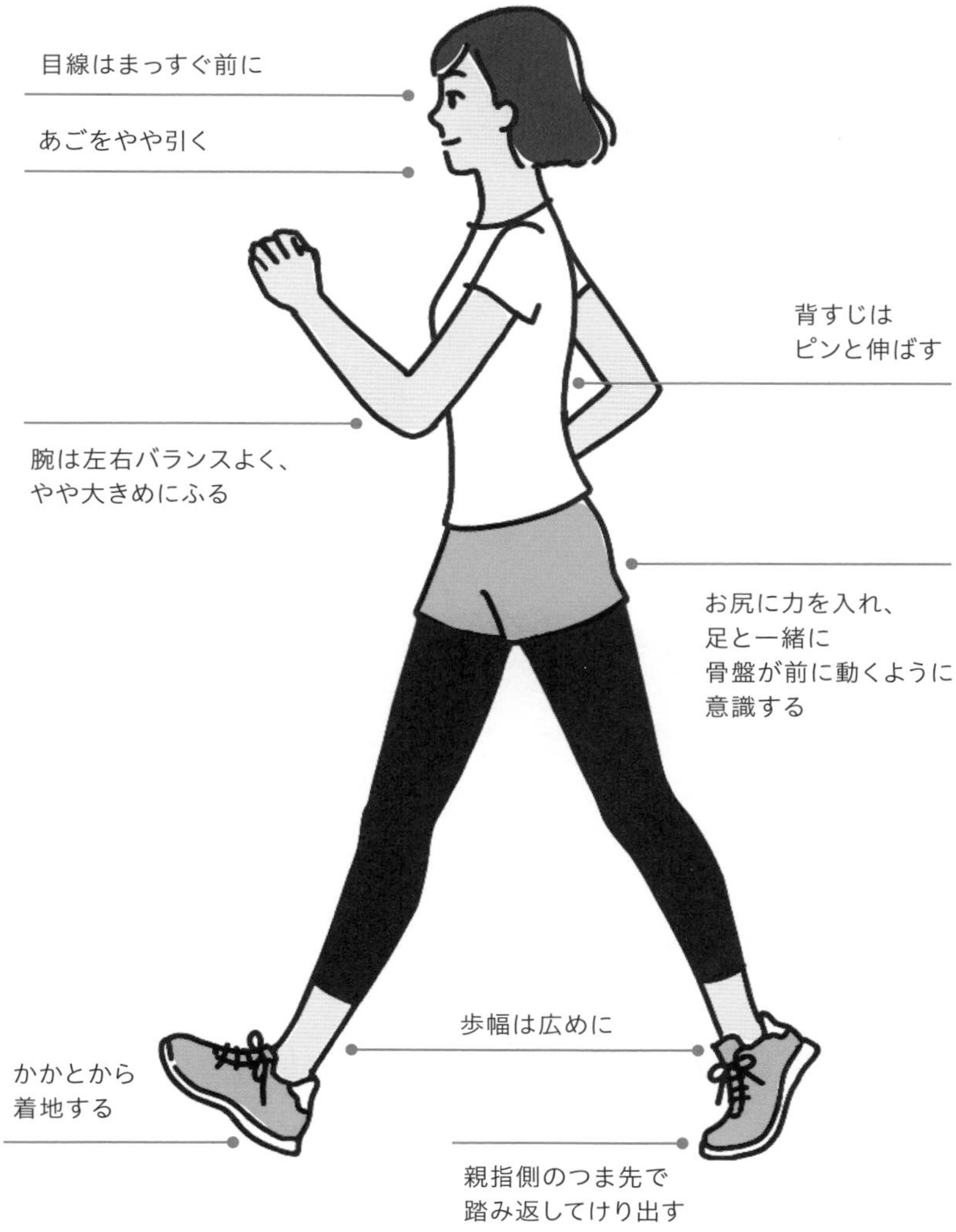

目線はまっすぐ前に

あごをやや引く

背すじはピンと伸ばす

腕は左右バランスよく、やや大きめにふる

お尻に力を入れ、足と一緒に骨盤が前に動くように意識する

歩幅は広めに

かかとから着地する

親指側のつま先で踏み返してけり出す

❷高血圧や糖尿病の予防

歩くことで血圧を下げる物質が分泌され、高血圧が改善。血液中の糖が消費されて血糖値が下がり、インスリンが分泌されて糖尿病の予防になります。

❸便秘解消

脚を持ち上げる腸腰筋は腸の裏側を通って大腿骨についています。腸腰筋は歩くたびに収縮して腸をマッサージすることになり、腸の動きを活性化して便秘を解消します。

❹骨粗鬆症の予防

骨粗鬆症の予防には、カルシウムを摂取するほか、適度な運動と日光を浴びることが必要です。歩くことで運動と日光浴ができるので効率的です。

❺脳の活性化、リラックス効果

歩くことで脳の血流量が増え、頭がスッキリします。そして、快感ホルモンであるβエンドルフィンや幸せホルモンのセロトニンなどの分泌が促がされ、リラックス効果が得られます。

イタリアでは、ウォーキングなどの習慣がある人は認知症のリスクが7割低下するという報告が出ています。

外反母趾を放置すると さまざまな合併症が生じる心配も

親指を動かすことで足のアーチを保ち、正しい歩行をしていると、健康長寿への道を進んでいくことが可能ですが、外反母趾が治らないと諦めてしまうと、さまざまな

ハンマートゥの足

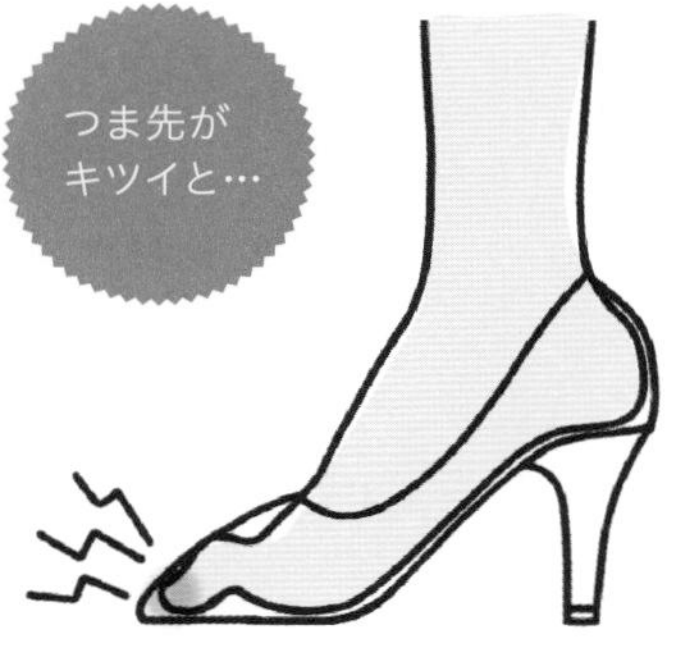

指が曲がって痛い

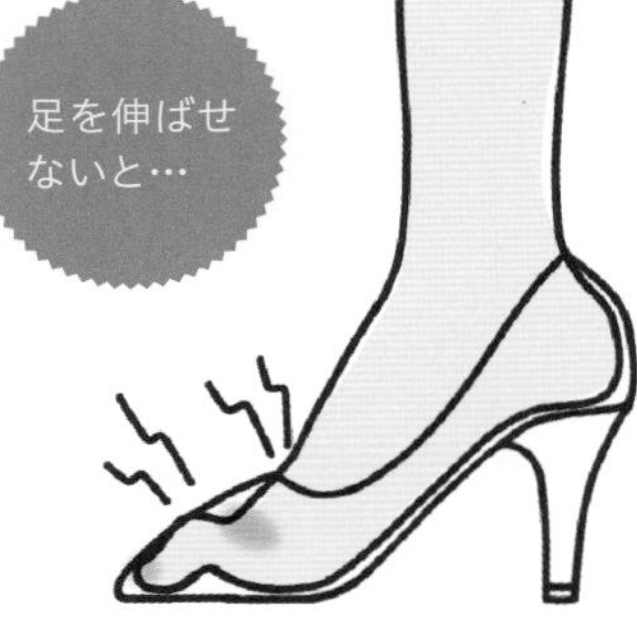

靴に当たって痛い
当たった部分にマメができてしまう

ハンマートゥのタコができやすいところ

タコ

タコ

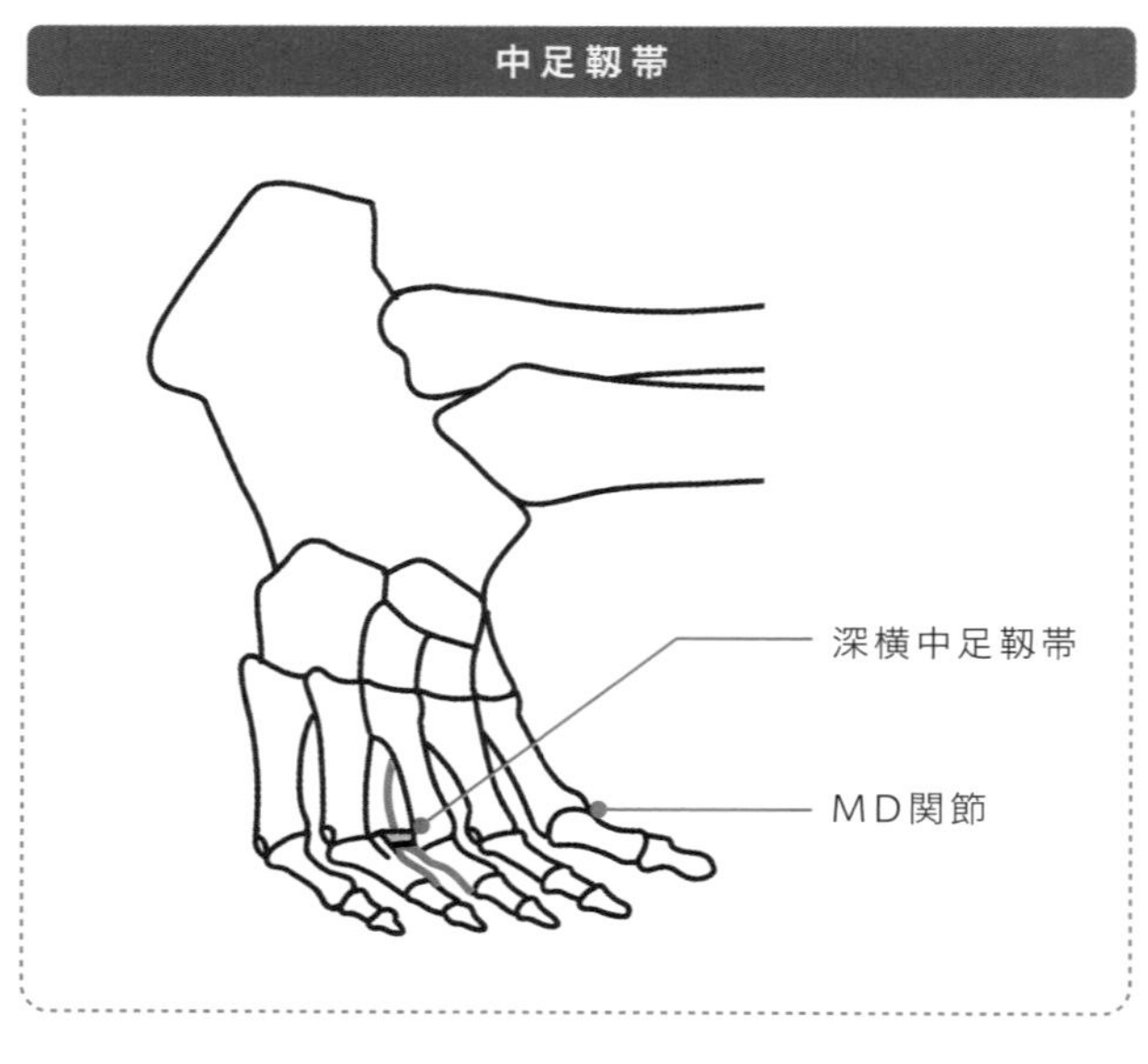

合併症が起きる心配があります。

●ハンマートゥ

足の親指以外の指の関節が、くの字に折れ曲がったままの状態になります。曲がった形がハンマーに似ているので、この名前がつきました。

親指は地面を踏みつけますが、他の指は地面をつかむように曲がります。ハンマートゥは、歩いていないときでも、地面をつかんだような形に変形しているのです。

曲がった指の関節や指先、足裏の指の付け根などが靴に当たり、マメやタコ、ウオノメなどができ、痛みがあります。

開帳足、先端が細い靴や大き過ぎる靴をはくことなどで指が曲がります。外反母趾の人に多く発症します。

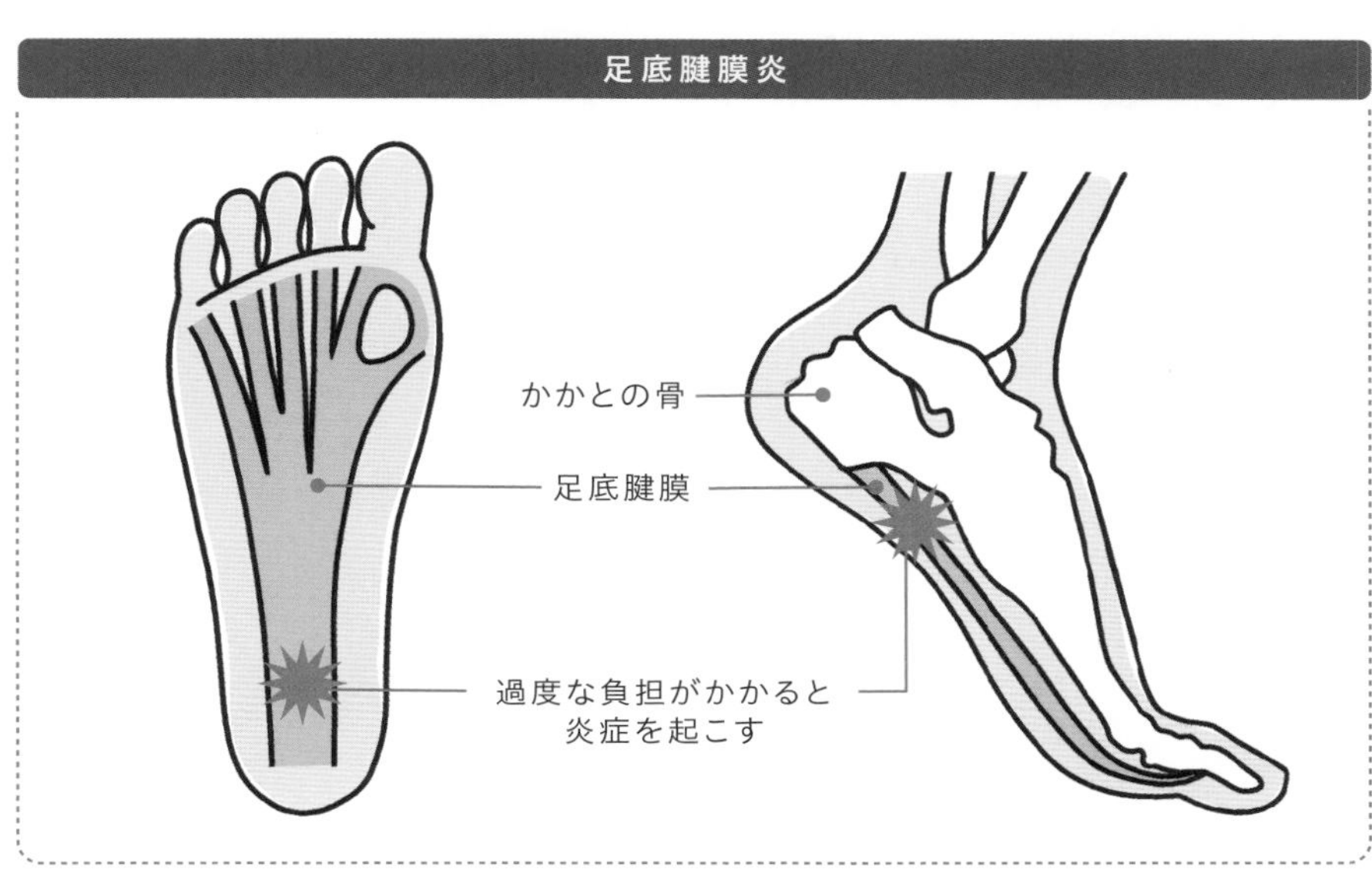

●モートン病

中指と薬指の間の神経が刺激され、神経がこぶ状に膨らみます。しびれや疼痛、灼熱痛などの症状が出ます。

ハイヒールなどかかとの高い靴をはくことで指の付け根の関節（ＭＰ関節）でつま先立ちになり、神経が靭帯によって圧迫され、神経が膨らんでしまいます。進行すると歩行にも支障が出てきます。

●足底腱膜炎

足の裏側のかかとの骨から指の付け根に向かって扇状に張っている線維束が足底腱膜です。土踏まずを支え、かかとが着地したときに地面からの衝撃を吸収する働きがあります。

ところが、マラソンやジョギングなどで土踏まずに過度の負担がかかったり、外反母趾などでアーチが崩れていたりすると、足底腱膜とかかとの骨がつながっている部分に着地の際の衝撃が繰り返し加わり、炎症を起こして痛くなるのが足底腱膜炎です。

朝起きたときの第一歩に激痛を伴い、かかとが地面に着くたびに痛みが走ります。

外反母趾は進行すると、このような合併症を生じやすく、歩くだけで痛みが出るようになります。足の痛みをかばおうとする動きが、やがて足首やひざの痛み、下肢全体の疲れ、腰痛や肩こり、頭痛などを招いてしまうでしょう。

また、慢性の痛みが自律神経に影響して、さまざまな精神障害や胃腸などの内臓機能の低下まで引き起こす恐れもあります。

外反母趾を改善し、健康な足を維持することが、健康長寿への道となり、QOL（生活の質）を高める結果につながります。

外反母趾改善でお腹ぽっこりから美ボディに！

外反母趾の人は足の指に力がなく、前かがみの姿勢になります。骨盤が後傾し、ひざが前に出た姿勢になり、太腿前面の筋肉が発達して裏側の筋肉が衰えてしまいます。腹筋やお尻の筋肉も弱くなり、お腹がぽっこりと出てしまいます。同様に大胸筋が下がり、バストも下がってしまいます。

外反母趾を改善することで、親指と小指の付け根、かかとの3点に均等に体重をかけられるようになります。すると、ひざが伸び、骨盤の後傾がなくなり、体軸がまっすぐになります。

体軸が足元からまっすぐ伸びることで、

悪い立ち姿勢

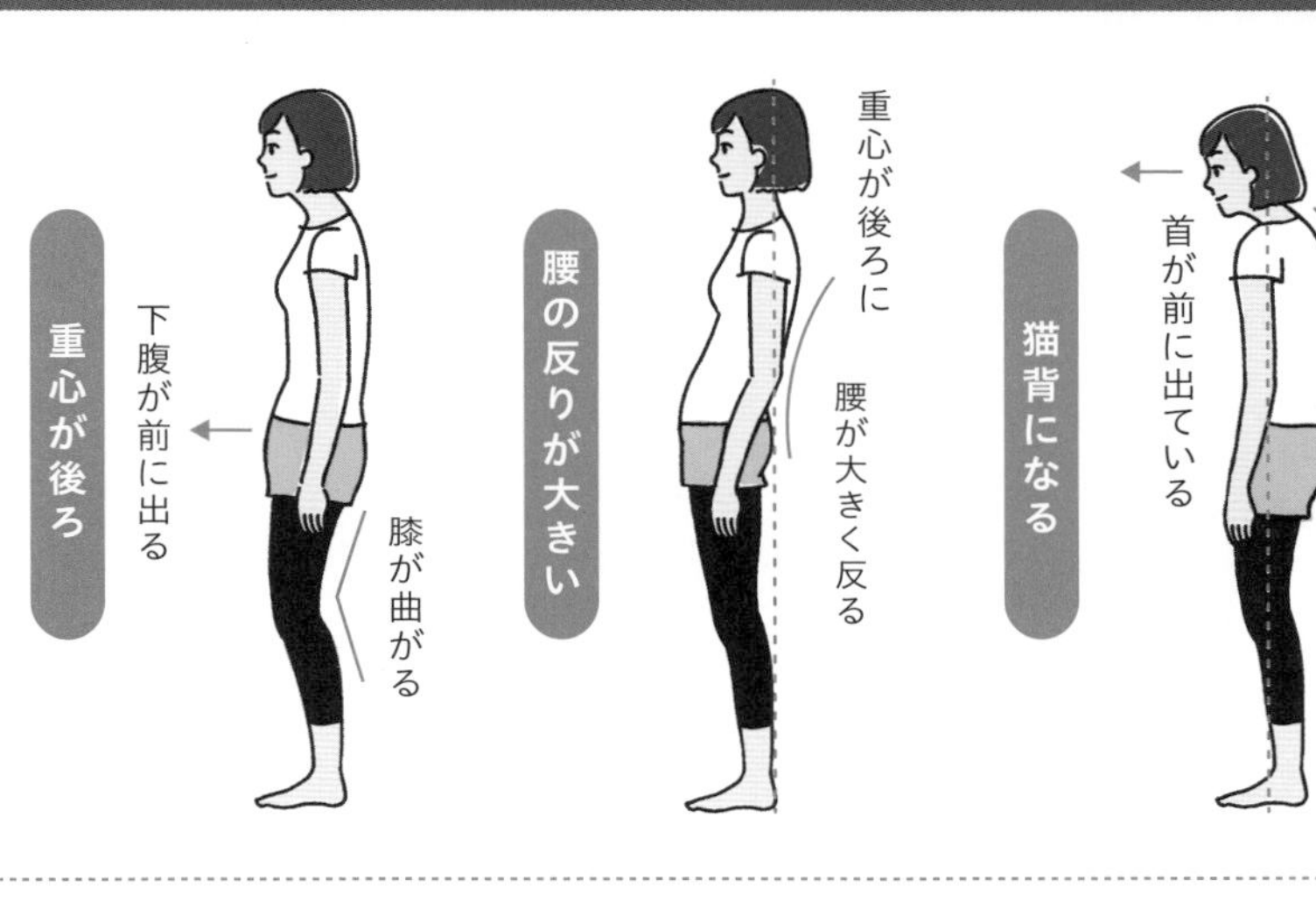

上半身も背筋が伸び、胸が開き、バストの位置も高くなります。

また、外反母趾で股関節が外向きになっている場合など、骨盤が歪み、お尻の筋肉が下がったり、脇に寄ったりします。外反母趾を改善することで、お尻の筋肉が正しい位置に戻り、ヒップアップ効果がでます。

外反母趾改善でO脚、X脚から美脚に変身！

すらりとまっすぐな脚は、下半身を美しく見せます。しかし、O脚で悩む女性も多くいます。

O脚とは、両ひざが外側に曲がった状態で、左右のくるぶしを揃えても、左右のひざの内側が接しません。医学的には内反ひざと呼ばれています。

反対に、左右のひざの内側を揃えても、左右の内くるぶしが接しない場合をX脚と言います。医学的には外反ひざと呼びます。

もともと、正座をしたり、布団を上げ下ろししたりなど、ひざを使う生活習慣がある日本人は、O脚が多いと言われています。さらに、体重増加、運動不足による筋力低下などによってO脚になるとされています。そのほか、姿勢の悪さや歩き方も大きく影響します。

外反母趾になると、痛みのある親指側ではなく小指側に重心が傾き、足首が外反して不安定になります。足の外側の筋肉が発達し、股関節も外に向かって開くようになり、O脚になるケースが見られます。

O脚になると、ひざにかかる負荷も内側と外側でバランスが崩れ、内側に多くかかってきて、半月板や軟骨がすり減り、変形性膝関節症を引き起こす可能性もあります。

X脚の場合も、ひざが内側に入るようになり、内股歩きになり、ひざの内側に体重がかかるので軟骨がすり減っていき、やがて変形性膝関節症へと進行してしまいがちです。

外反母趾が改善することで、足へのアンバランスな体重のかかり方が是正され、ひざへの負荷も左右のバランスが取れるようになります。骨盤や筋肉の歪みも治ってくるので、O脚やX脚の改善が期待できます。

実際に、私の治療院では外反母趾が改善されたことで、O脚やX脚がまっすぐになった患者さんがたくさんいらっしゃいます。

O脚とX脚

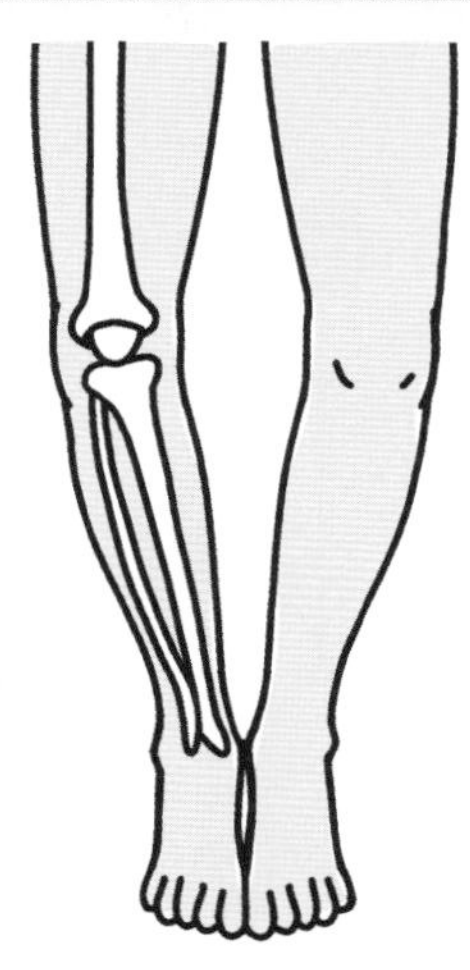

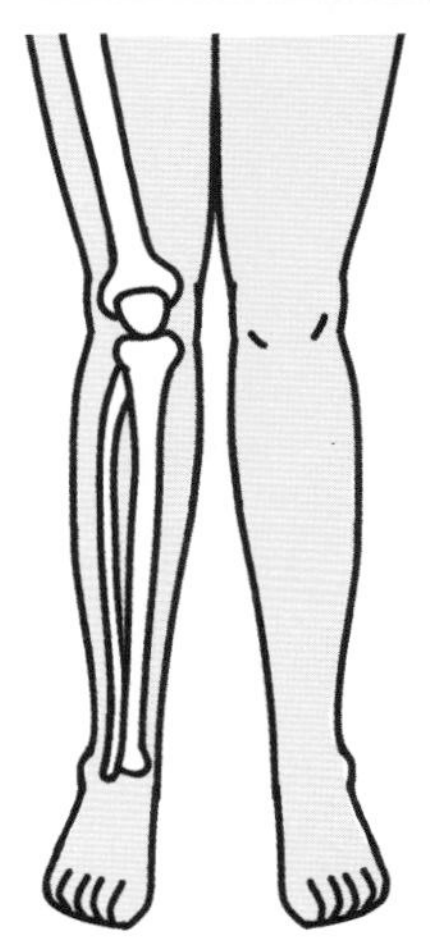

外反母趾で O脚だった60代の女性は、親指が動くようになったことで O脚が改善。骨盤も歪んでいたので歩くと疲れていたのですが、歪みも取れて、歩くのが楽しくなったそうです。ヒップアップ効果も出て、スタイルが見違えるようになりました。

外反母趾改善で側弯症の曲がりが軽減

背骨は横から見るとS字カーブを描いていますが、正面から見たときはまっすぐです。側弯症は、背骨を正面から見たときに、ねじりを伴いながら左右に曲がった状態です。

側弯症は「構築性側弯症」と「機能性側弯症」に大きく分かれています。

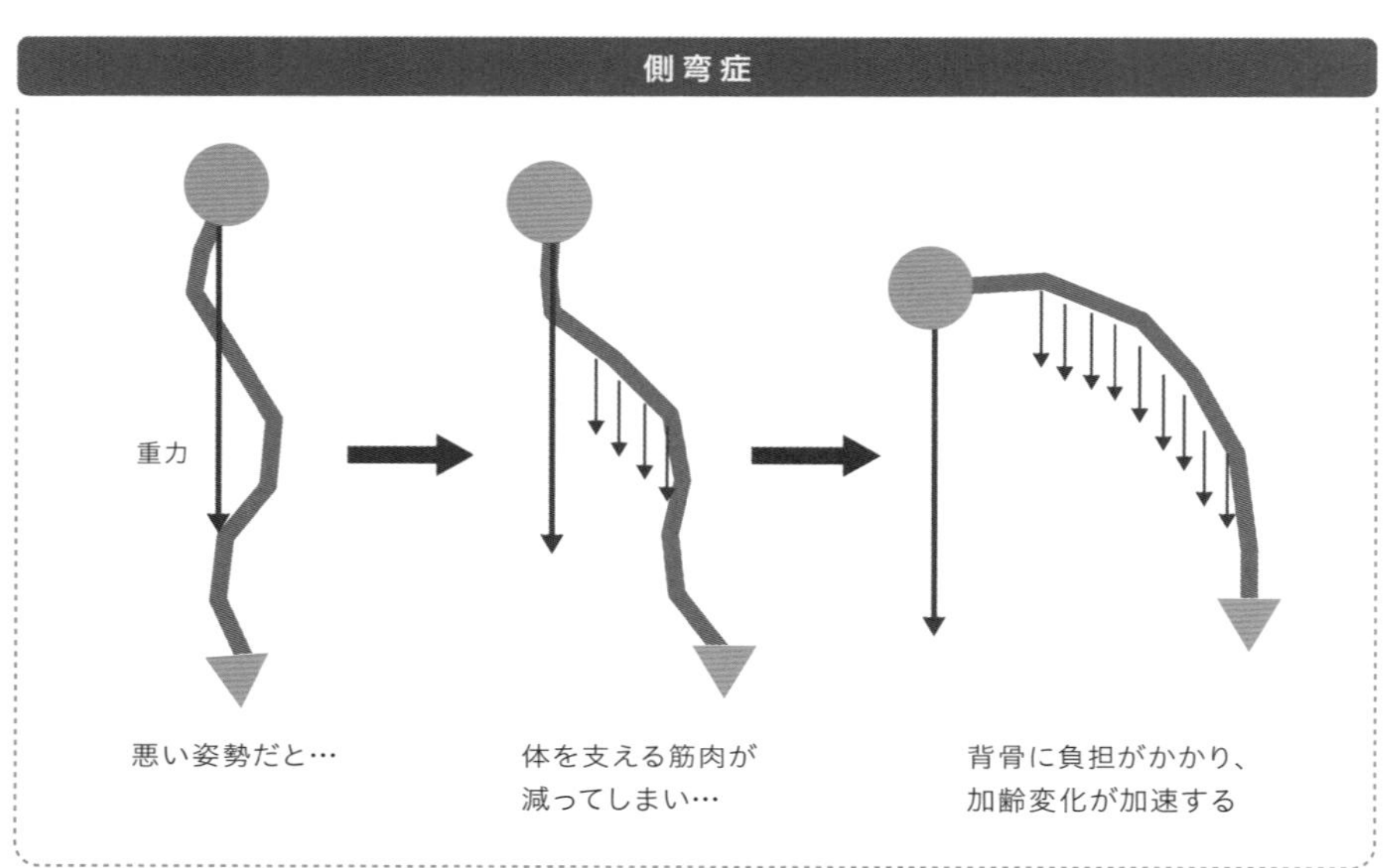

構築性側弯症は、ほとんどの場合、原因が不明の突発性側弯症であり、幼児期～思春期に発症します。

一方、機能性側弯症の場合は、猫背などの姿勢の悪さ、骨折などで左右の脚の長さが違う、股関節の病気で骨盤が歪んでいるなどの原因で、背骨が曲がってしまいます。加齢によって、さらに悪化しがちです。

外反母趾で前かがみの姿勢になり、猫背となり、徐々に側弯症になってしまうケースがあります。

私の治療院で、外反母趾が改善されたことで、側弯症の曲がりが軽減された患者さんがいます。

外反母趾による親指の付け根の痛みやウオノメの痛みから、小指側に体重をかけた歩き方をしていて、側弯になっていた女性は、外反母趾の施術を受けて徐々に足の親指がまっすぐになっていき、ウオノメも消えていきました。正しい歩き方ができるようになると、側弯も改善され、バランスの取れたまっすぐな姿勢になったのです。

もう一例挙げると、ご両親の介護で側弯症になってしまわれた女性ですが、3回の施術で改善されました。

外反母趾改善で サルコペニアの予防効果も

外反母趾が改善して正しい姿勢が取れるようになると、歩幅が広くなってチョコチョコ歩きではなくなり、早足で歩けるようになります。つまずきや転倒もしにくくなります。

70代の女性の患者さんですが、外反母趾に悩んでいたときは、信号が青の間に横断歩道を渡り切れずにヒヤヒヤだったのが、外反母趾が改善したら青信号中に渡り切れるようになって安心したとおっしゃっていました。

外反母趾改善で 気持ちが前向きに！

外反母趾になり、痛みを我慢しながら歩いていると、外出が億劫になってきます。家に閉じこもって体を動かすことが少なくなると、運動不足になり、生活習慣病になるリスクが大きくなります。

外出しなければ、交際範囲も狭くなってきがちです。足に痛みがあるため、スポーツヤダンスなどの趣味も諦めてしまうことになります。外出をしなくなり、趣味もできなくなれば、心が晴れず鬱々としてくるでしょう。

また、外反母趾でも働かなければいけない人は大勢います。通勤時や職場で、営業先で、足の痛みに耐えなければいけません。どんなに辛いことでしょう。辛さに耐えることで精一杯になり、スキルアップに取り組む意欲がわいてこなくなっても不思議ではありません。

しかし、「外反母趾は治らない」と諦めずに改善された患者さんは「気持ちが前向きになった」とおっしゃいます。

「足の指が動くようになり、足が疲れなくなった。気持ちも明るくなりました」

「長い時間歩いても痛みが出ないので、友達と旅行に行く気になった」

「外反母趾になってはけなくなった靴が、またはけるようになって、うれしい」

「親指に力が入るので、ヨガのバランスポーズでふらつかなくなりました」

「痛みがなくなったので、エアロビクスを再開しました」

こんな声を聞くと、私も施術して良かったと心から思います。外反母趾の改善でQOL（生活の質）が向上し、気持ちが前向きになり、患者さんの人生が豊かになることは、私にとっても大きな喜びなのです。

第5章

美と健康は足元から！かんたんフットケア

毎日、自分の足を見る習慣を付けましょう

毎日、鏡で自分の顔を見ない人はいないですよね。洗顔したり、お化粧したりするときに、自分の顔を見て目の充血に気が付いたり、吹き出物に気付いたりします。

しかし、足についてはどうでしょうか。普段は靴下や靴をはいていて、はだしの状態を目にしないこともあり、気にしていない人がほとんどのように思います。夏などサンダルをはく季節になって、かかとがひび割れていて焦ることになります。手がガサガサだと、すぐ気付いて保湿クリームを塗るのに、足には無関心になりがちです。

こうした美容面だけではなく、外反母趾の予防のためにも、日頃から自分の足を見て観察することが大切です。足の感覚も年齢とともに鈍くなっていきます。入浴時などに、1日1回は足を見るようにしましょう。

赤くなっているところはないか、マメやタコができていないか、指が変形していないか、爪が巻いていないか、などチェックしてみてください。

さらに、触って痛みのあるところはないか、かかとがガサガサしていないか、指と指の間が開くか、なども確かめてみましょう。

外反母趾は、ある日突然になるわけではありません。**日頃から自分の足を見る習慣をもつことで、外反母趾のサインを見逃さなければ、早めに対処でき、重症化を防ぐことができます。**

そして、1日の終わりに足を見つめる心

のゆとりも、大事なのではないでしょうか。

足の清潔を保つフットケア

足の清潔を保つのはフットケアの基本です。ところが、毎日お風呂に入っていても、意外に足はきれいに洗えていません。石鹸で洗ってさっと流してしまい、という人が多いのではないでしょうか。

足は汗をかきやすく、汚れやすい場所です。毎日、しっかりお手入れしなければなりません。

汚れは泡に吸着されるので、石鹸をよく泡立て、スポンジやタオルでていねいに洗います。指と指の間もきれいに洗いましょう。指と爪の間も汚れがたまりやすいので、足専用のブラシか使い古しの柔らかい歯ブラシで洗うと良いでしょう。

そして、洗い終わった後は、しっかりと水分をふき取ります。水分が残っていると、蒸発時に熱が奪われて乾燥しやすくなります。指の間に水分が残ると、湿疹などの原因になります。

最後に保湿クリームを塗るのも忘れずに。爪も乾燥しやすいので、爪にも保湿クリームを塗りましょう。

足のお手入れは洗浄、ふき取り、保湿クリームが基本ですが、やり過ぎも良くありません。指と爪の間も硬いブラシで洗うと傷付けてしまいます。執拗に洗えば、皮脂を摂り過ぎて皮膚が乾燥してしまいます。過ぎたるは猶及ばざるが如しです。

正しい足の洗い方と手入れ法

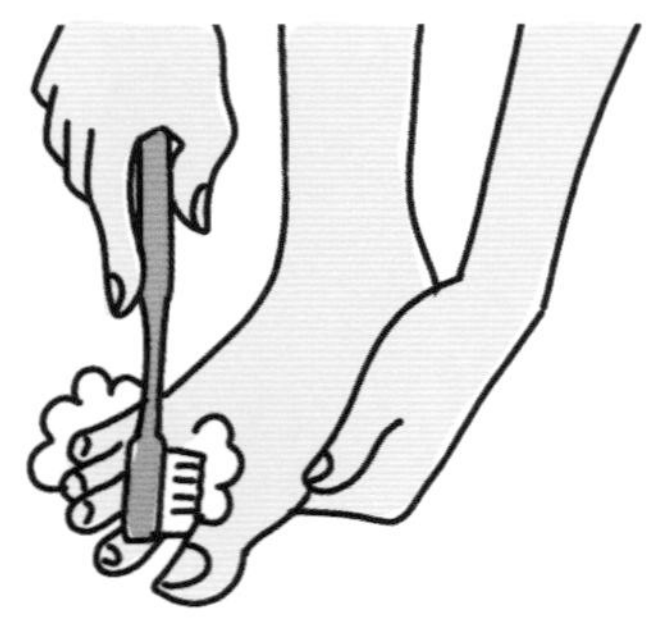

1 石鹸をしっかり泡立て、
指と指の間や指と爪の間を
丁寧に洗います。

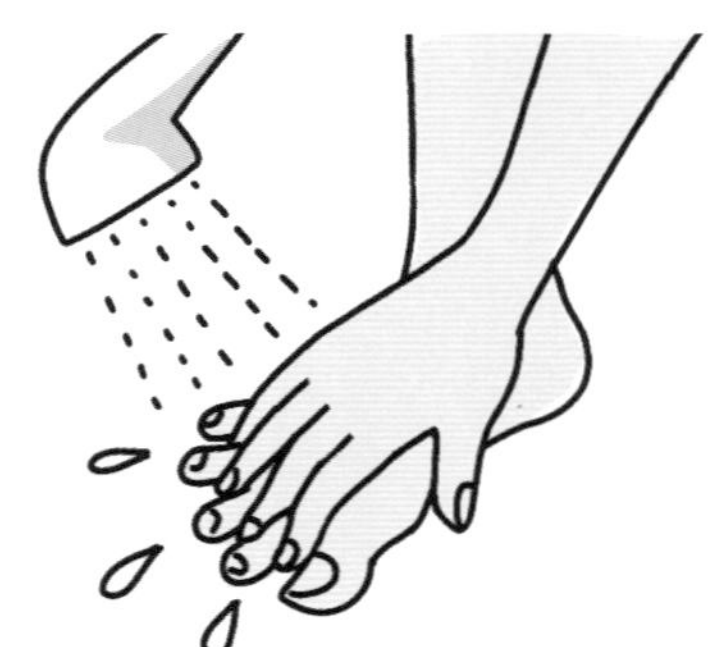

2 指の間まで
丁寧にすすぎます。

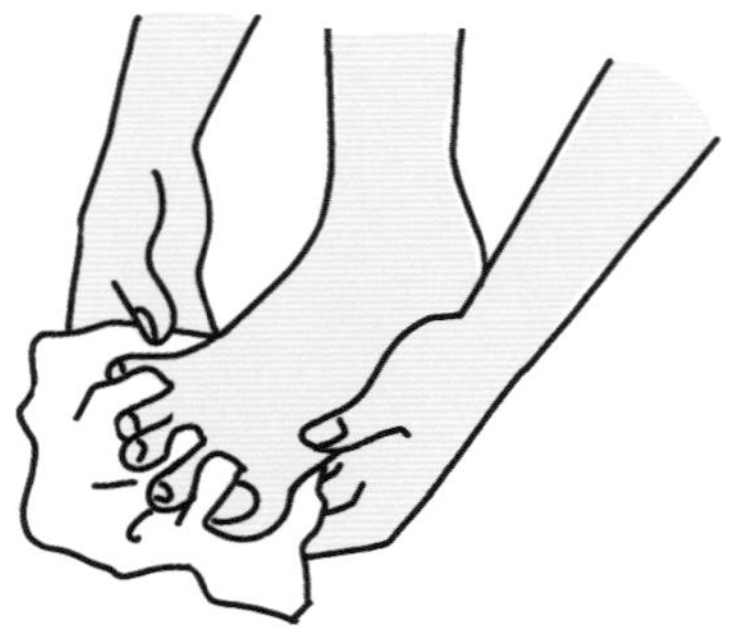

3 指の間の水気もきちんと取り、
乾燥させます。

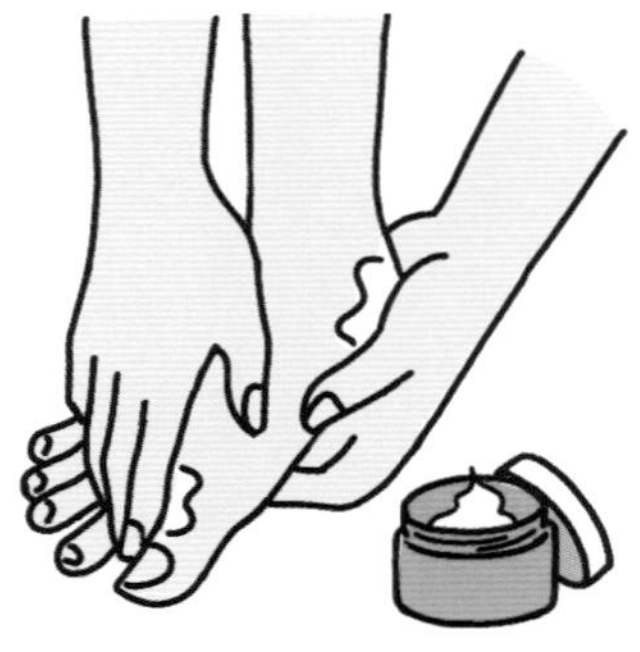

4 かかと、足の指、足裏全体に
保湿ローションかクリームを
塗ります。

足湯も効果的

風邪のひき始めなど入浴できない場合、足湯を試してみてはいかがでしょうか。

足湯は足の疲れを取ってくれるほか、寒い冬や冷房で冷えてしまった足を温めて血液循環を良くする効果があります。

バケツかタライをビニールの上に置き、40～42度ほどの熱めのお湯を入れ、両足をくるぶしまで浸します。お湯が冷めてきたら、ポットに用意しておいたお湯を加えて、一定の温度を保ちます。エッセンシャルオイルを1滴たらすと、リラックス効果が高まります。

足が疲れているときは、お湯と水に交互に浸す温冷浴にすると、効果がアップします。お湯と冷水の2つのバケツを用意し、お湯に2分、冷水に30秒浸けると良いでしょう。

風邪でなくても、お風呂を掃除してわかすのが面倒と感じるときなども、15～20分を目安に足湯を楽しんでみてください。

足湯の楽しみ方

エッセンシャルオイルを1～2滴入れると「アロマフットバス」になります。保湿効果のある入浴剤でもOK。お湯の温度は40～42度が目安です。くるぶしの少し上まで入れましょう。
水
湯
簡単！温冷浴
お湯に約2分、
冷水に約30秒、
交互に足をつけます。

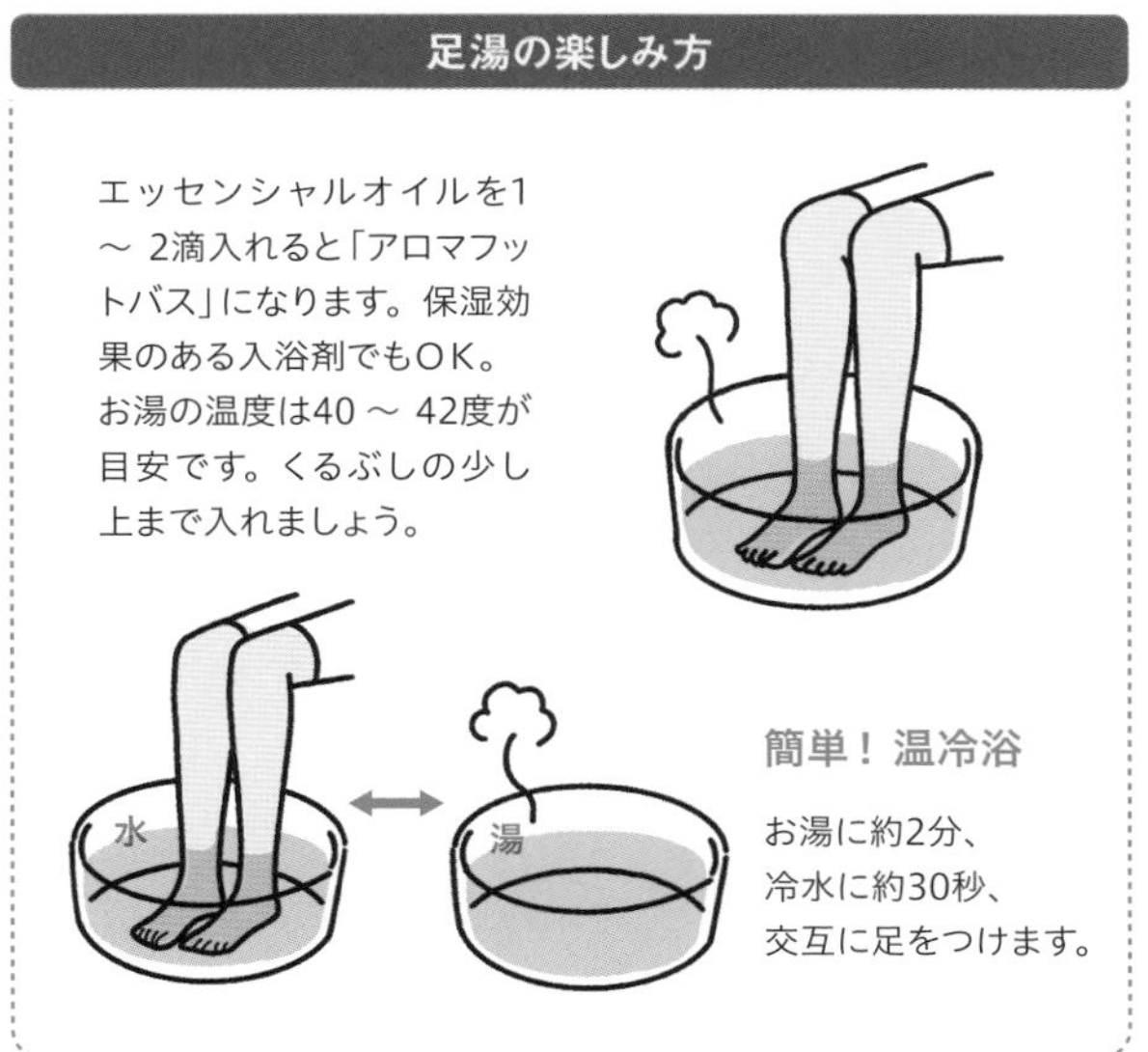

足の爪はスクエア・カットが正解！

巻き爪の原因は、足の指を使っていないことで、爪に圧力が伝わっていないことです。そうした歩き方の癖のほか、深爪をすると、爪が伸びるときに皮膚に食い込んで痛みが出て、自然に指に体重をかけるのをやめてしまい、爪が巻いてしまうこともあります。

したがって、深爪はNGです。かといって長く伸ばし過ぎると、指より先の部分は圧力がかからないので、爪の先端が巻いてしまいます。

爪の長さは指の先端に揃えるか、やや長めくらいに。指の形に添って丸くカットしている人が多いですが、四角に切ることがポイントです。爪が指の皮膚を覆い、指にかかる圧力に抵抗できなければいけません。そのためにはスクエア・カットがベストなのです。

四角に切った爪の両端は、ヤスリで滑らかにして整えます。爪ヤスリは一方向に動かします。両方向に往復させると、爪の繊維に亀裂が入りやすくなります。

上下から爪をはさんでパチンパチンと切る爪切りは、余計な力がかかり過ぎて爪が割れやすいという難点があります。また、カーブしている刃では、爪のカーブに合わずに平らに切れないことも考えられます。ニッパータイプ（はさみ）の爪切りで、爪の端から少しずつそぎ落とすようにカットしていくのがオススメです。一度に切ろうとすると、爪が割れてしまうこともあるので、焦らず少しずつカットしましょう。

ダメな爪の切り方

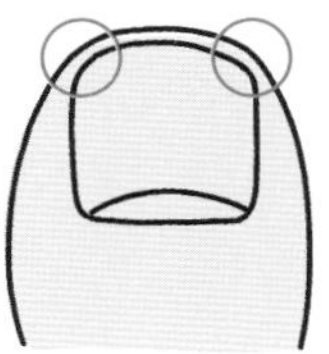

端を深く切る

端を深く切りすぎると巻き爪になりやすくなります。

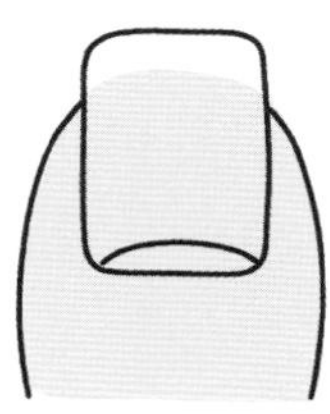

切らずに伸ばすのもNG！

長く伸びた部分は圧力がかからないのでこちらも巻き爪になりやすくなります。

爪を正しく切るためのコツ

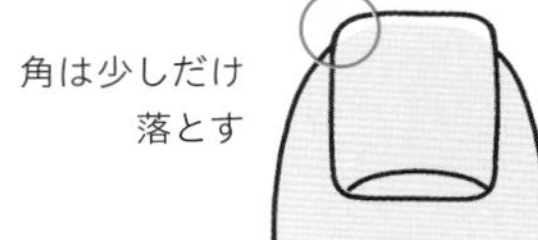

切る頻度は1か月に1回くらいが目安です。指の先端と同じか、やや長めに切りましょう。

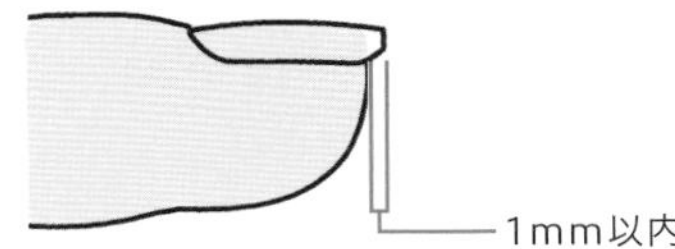

ニッパー型爪切りの使い方

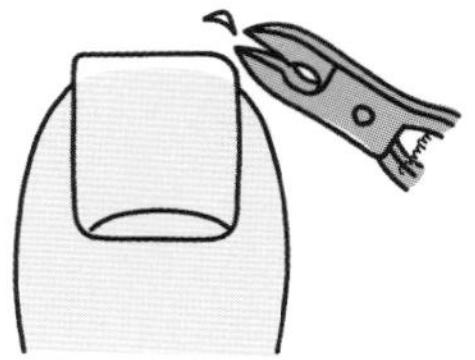

1 一度に多く切ろうとはしないで、少しずつそぎ落とすように切り込んでいきます。

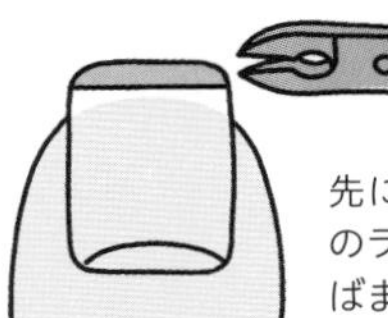

2 先にテープを貼り、そのラインに沿って切ればまっすぐに切りやすくなります。

爪の削り方

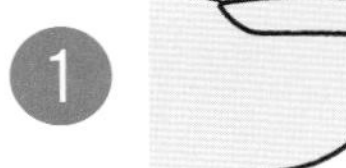

1 爪やすりを左右両端から中央に向かって一方向に動かします。

2 爪やすりを手前から先へ向かって一方向に動かします。

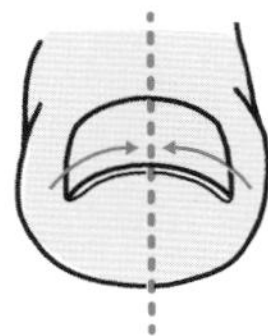
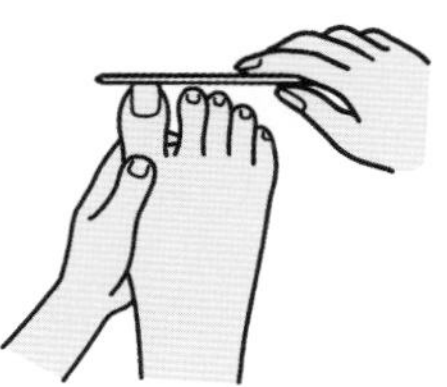

ニッパータイプより上下ではさんで切る爪切りタイプを使いたい場合は、刃がカーブしていないストレートのものを選ぶとよいでしょう。

外反母趾を再発させない靴選び

第2章で、合わない靴は外反母趾の原因の一つだと述べました。指が動かせない先細のデザインではなく、つま先に1㎝ほどのゆとりのあるもの、甲やかかとの部分がぴったり合っているものが良いと書きましたが、ここではその他の注意点を説明しようと思います。

● 前から3分の1の場所で曲がる靴を

かかとを持ち上げると、前から3分の1の位置で曲がります。靴もこの場所が曲がってくれないと困ります。靴を手に取って曲げてみましょう。硬くてまったく曲がらない靴や、柔らか過ぎてどこでも曲がってしまう靴は避けたほうが良いでしょう。

前から3分の1が曲がる

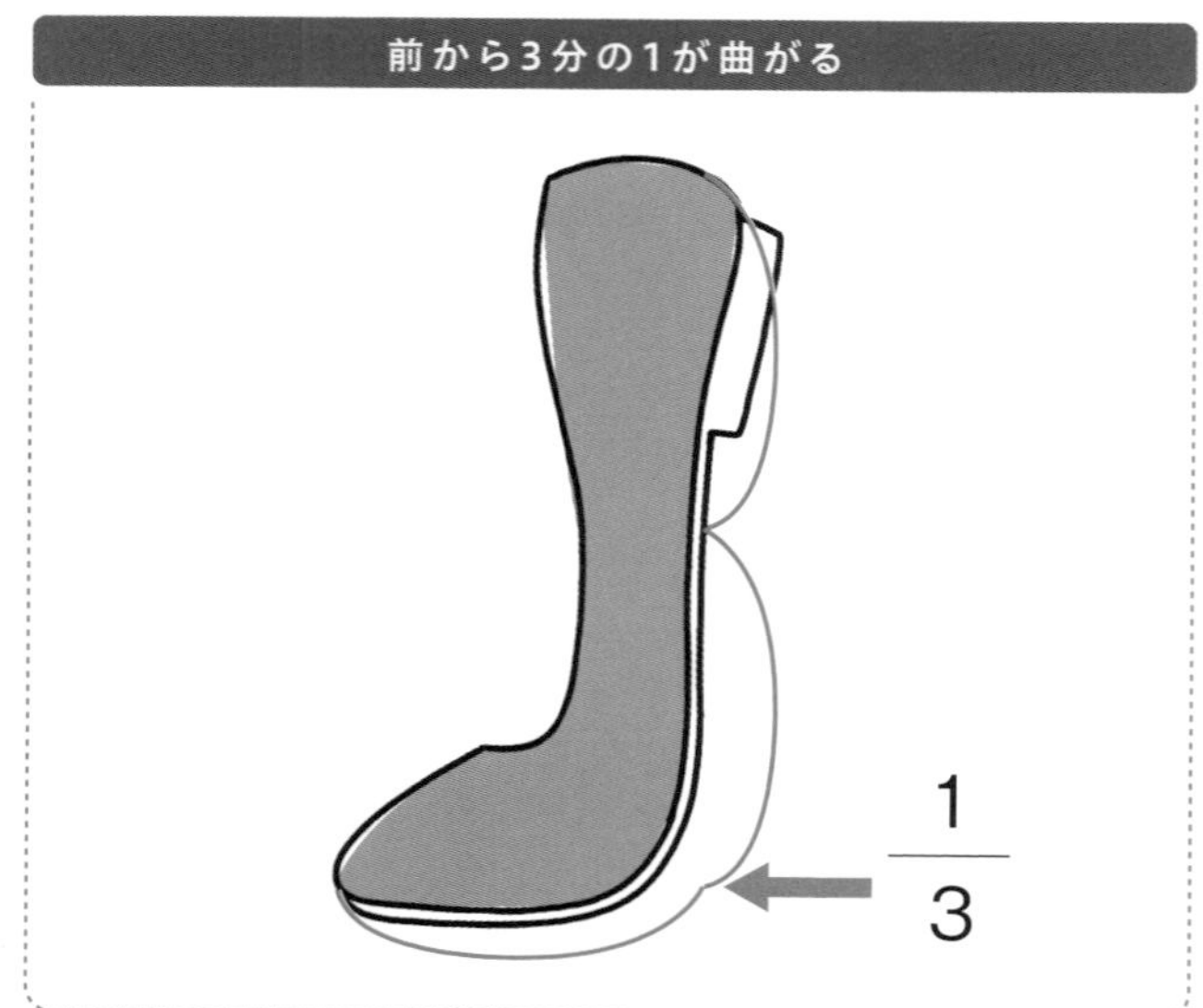

右の靴は柔らかすぎ。左のような柔らかさが良い

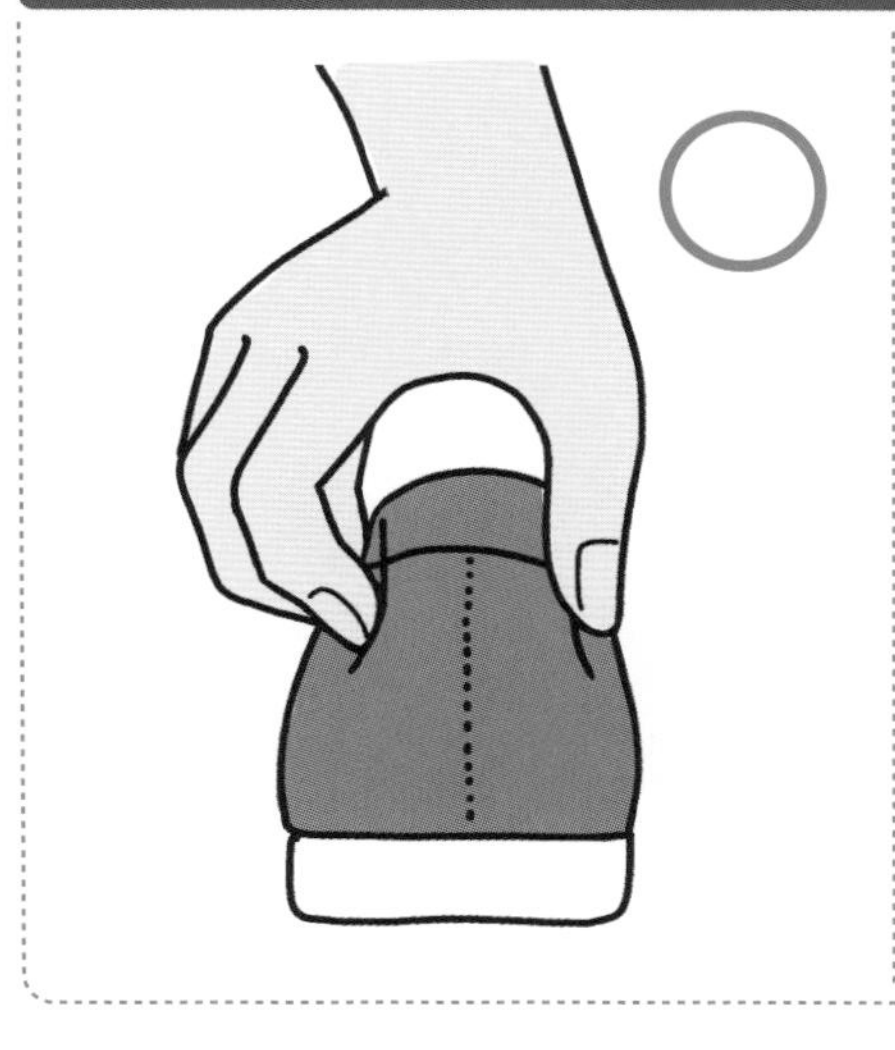

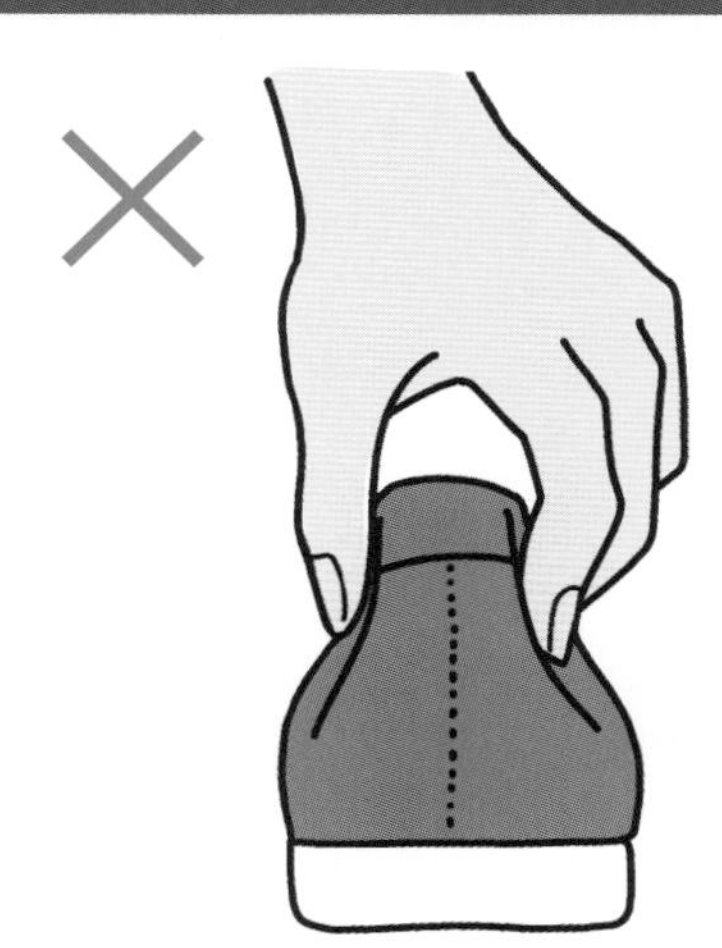

●かかとまわりがしっかりしている靴を

かかとまわりがしっかり作られていないと、足首がぶれて歩行が不安定になることがあります。かかとまわりが柔らかいと、靴自体の型崩れも起きてしまいかねません。

靴のかかとを後ろからつまんでみて、簡単につまめてしまうのは強度不足かもしれません。

●サンダルは足首にベルトのあるものを

ミュールはかかとや甲をしっかり保持できないものが多く、ペタペタ歩きになってしまいます。サンダルも足首にベルトが付いていないタイプは、ミュールと同様にかかとをしっかり保持できません。

ミュールや足首のベルトがないサンダルは前滑りして、指の付け根が踏ん張ることで横のアーチが崩れてしまいます。

できるだけ長時間履くのを避けたい靴

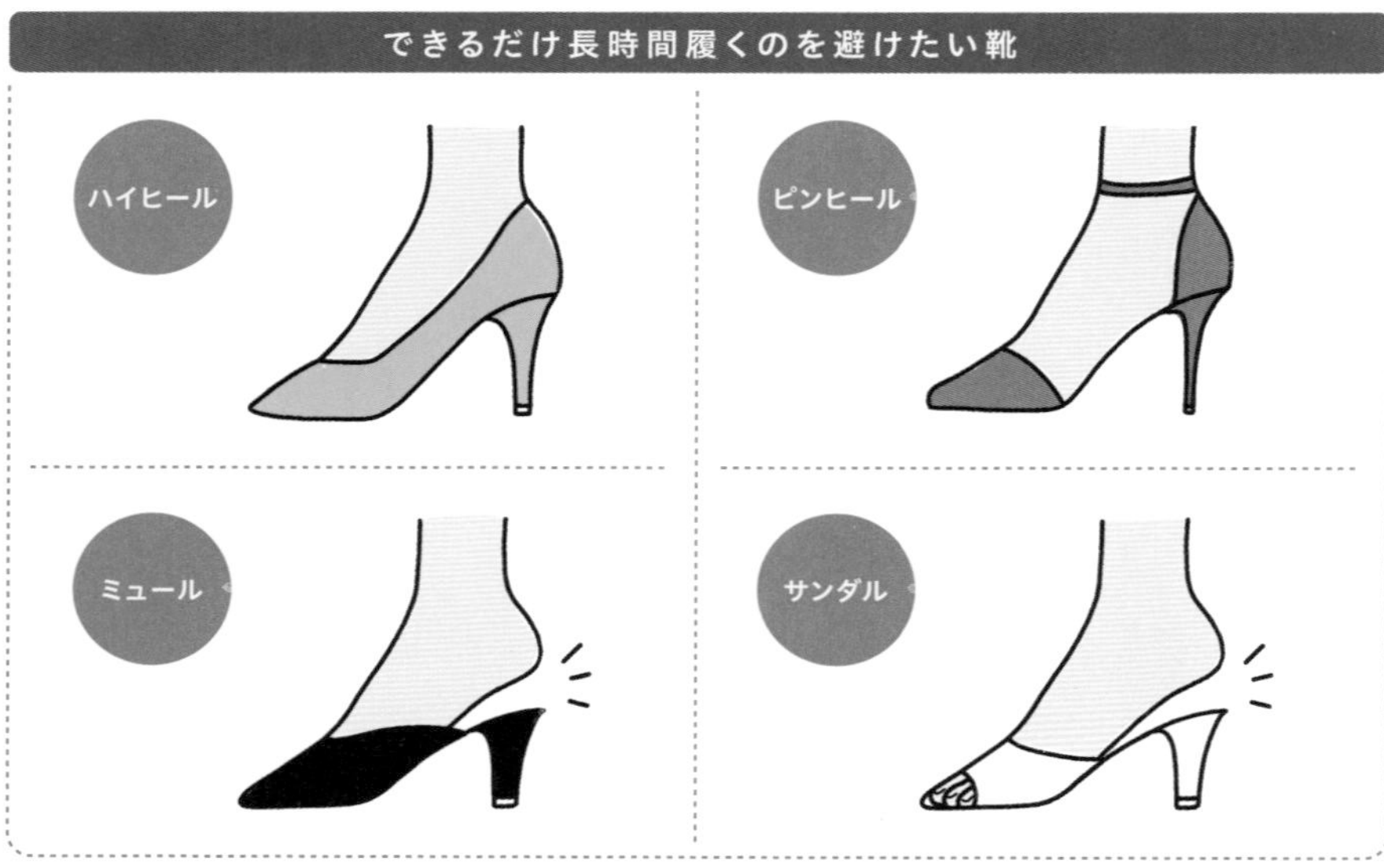

サンダルは足先だけでなく、足首や甲にもベルトが付いているものを選んでいただければと思います。

● **ヒモ靴がオススメ**

つま先に1㎝ほどのゆとりがある靴をはいて前滑りしないためには、甲の部分が動かないことが大事です。ヒモ靴は甲の部分全体を覆っていて、さらにヒモで締めるため、前滑りを防止してつま先の余裕スペースを確保し、横のアーチも保持できるので、外反母趾の再発を防ぐことが期待できます。

ただし、ヒモ靴であっても足に合ったものでなくては意味がありません。ヒモ靴の甲の部分は羽と呼ばれて（左のイラスト参照）左右に大きく開くようになっているため、サイズはアバウトでOKと思っている人が多いと思います。しかし、ヒモをきつ

ヒモ靴もフィットしないとNG

○
しっかり
フィット
ピッタリ
ゆとり

×
すきま
ゆるい
キツイ
足が靴の中で
滑る

理想のヒモ靴

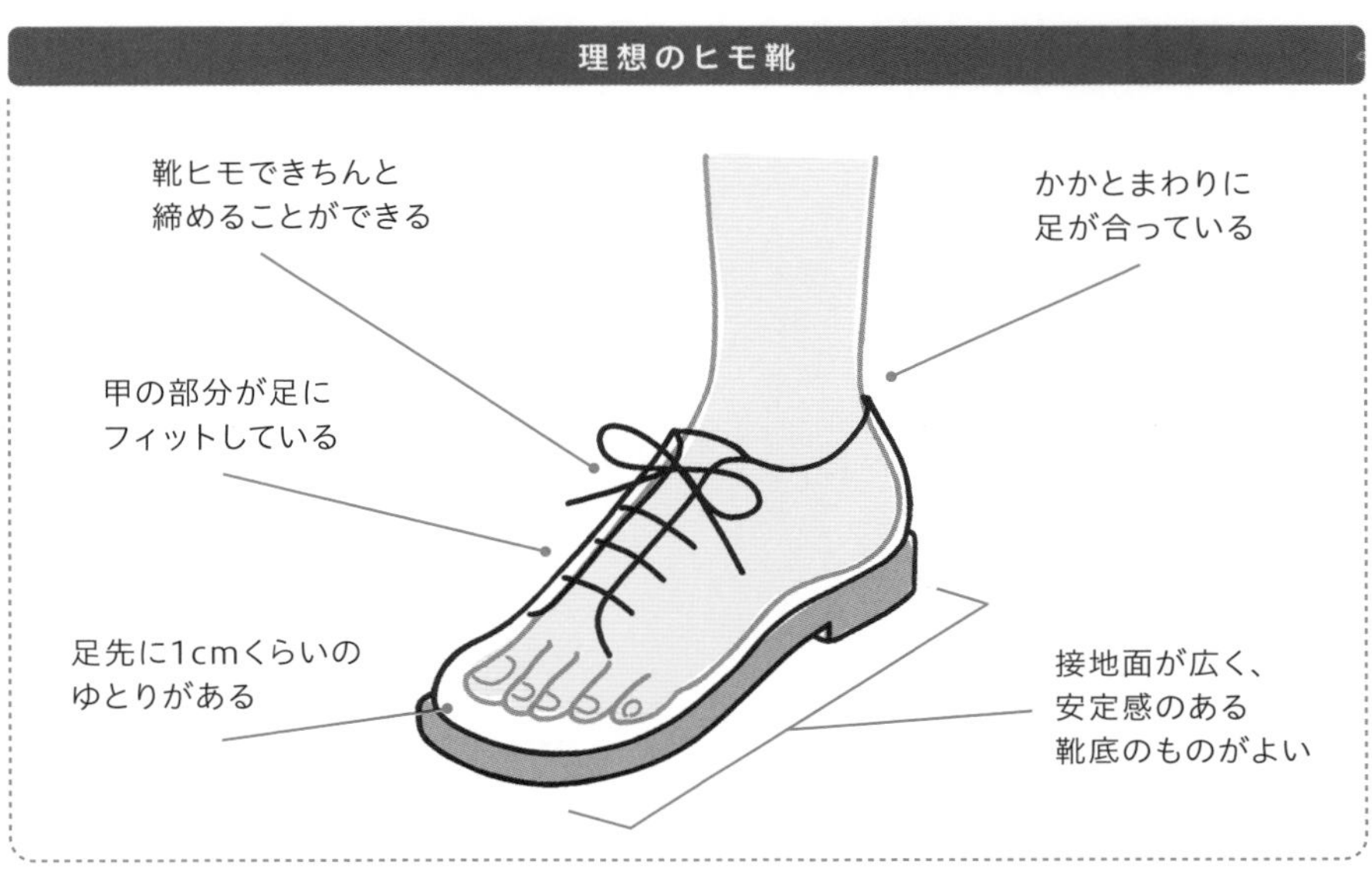

く縛ると羽が重なったり、ヒモをゆるく縛っても羽が大きく開いてしまっていたりでは、足に合っているとは言えません。

ヒモで縛らないでも足に合っていて、ヒモで縛ることでさらに正確にフィットさせることで甲が動かず、指でけって歩くことができます。

ところが、ヒモ靴をはいている多くの人は、ヒモを結んだまま靴を脱いだりはいたりしています。いちいち結んだりほどいたりするのが面倒なのでしょう。でも、それでは靴ヒモのないスリッポンと変わらないことになります。

足は朝よりも夕方のほうが少し大きくなっています。**そうした足の微妙な変化にも対応できるのがヒモ靴なのです。脱ぐときはヒモをほどき、はくときはヒモを結ぶ**

コラム

珠枝先生のほっとひと息、ティータイム

靴を買うときは……

靴を買いに行くときは夕方にしましょう。朝に靴をはいたときは何ともなかったのに、夕方になって痛くなってきたことはありませんか。重力のせいで夕方に足にむくみが出て、夜に横になって寝ることでむくみが解消します。ですから、むくみで多少足が大きくなる夕方に靴を買いに行けば、むくんでもフィットする靴を選ぶことができます。

靴を買う際には、必ず試しばきをしてください。片足だけでなく両足をはき、少し歩いてみましょう。左右の足のサイズが多少違う場合もあり、大きいほうに合わせます。

また、洋服を選ぶとき、同じ9号でもメーカーによってピッタリ合う場合もあれば、小さかったり大きかったりする場合もあることは、皆さんも経験していると思います。靴の場合もメーカーやデザインによって、ピッタリくるサイズが多少異なります。24㎝だからと、それ以外のサイズを試さないのではなく、前後のサイズもはいてみましょう。

最近は、靴もTシャツのようにL・M・Sというアバウトなサイズで製造・販売されている場合も多いです。試しばきは絶対に必要です。「Mだから大丈夫だろう」と安易に購入してはいけません。

インソールで足のアーチを維持

足に合った靴を選ぶことも重要ですが、適正なインソールもアーチを維持するのに役立ちます。

インソールとは靴の中敷きですが、薄い平らなものではなく、足を支える立体的な形状のインソールがオススメです。

土踏まずの部分が膨らんで立体的なものであること、素材が柔らかいと体重でつぶれてしまいアーチを維持する役割を果たさないので硬めの素材であることなどが、選ぶときのポイントです。

インソールはパンプス用、スニーカー用など靴の種類によって違います。よくはく靴を店に持参して、靴にインソールを入れて、試しばきをしてみましょう。

硬めのインソールを選ぶのですから、足に合っていないと痛くなってしまいます。シューフィッターやインソールに詳しい店員さんのいる店で、相談しながら買うほうが良いでしょう。

インソールによってアーチがサポートされると、足の指を使うことができ、外反母趾の再発防止になります。

外反母趾が進行して治っていないケースでは、既製品のインソールでは対応できません。医療機関で医師や義肢装具士がオーダーメイドで製作したインソールを使用しましょう。

インソールの役目

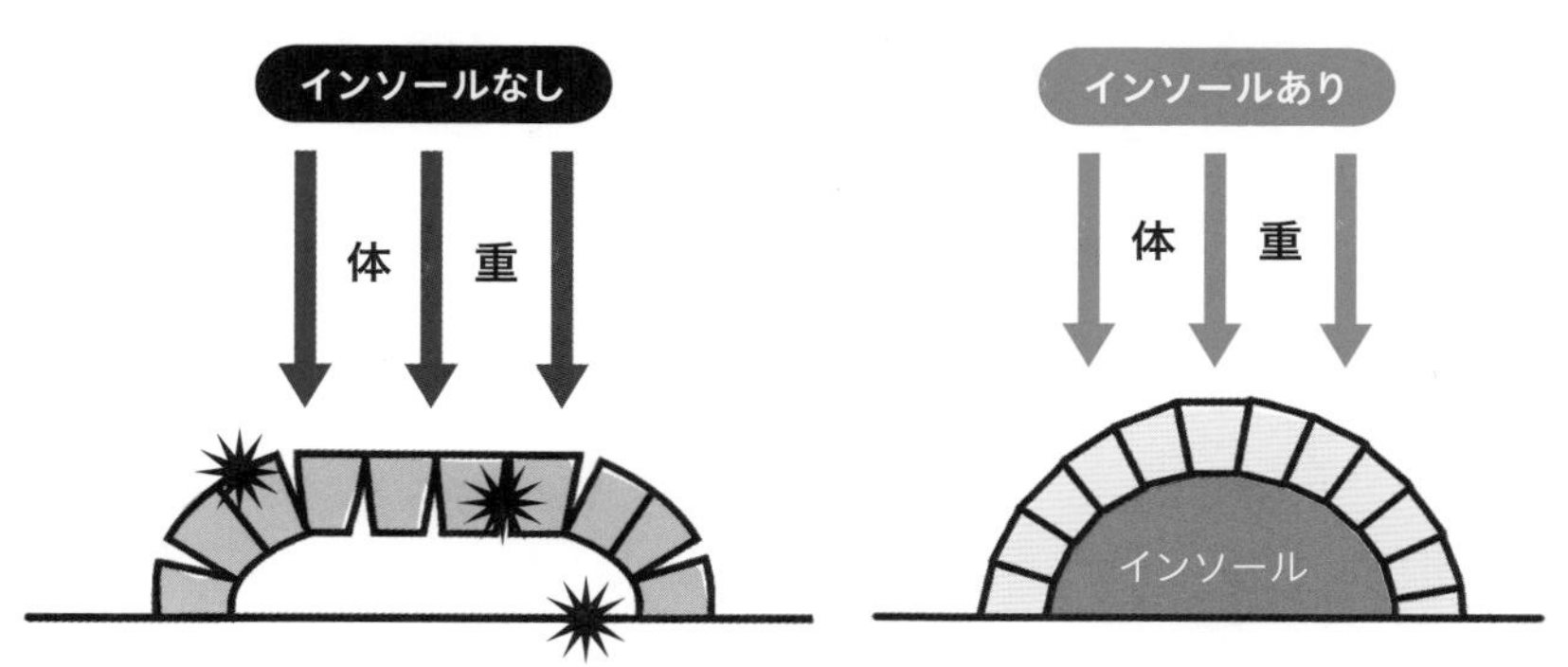

崩れた「アーチ」を下から支えて正しい位置に補正します。

立体的インソール

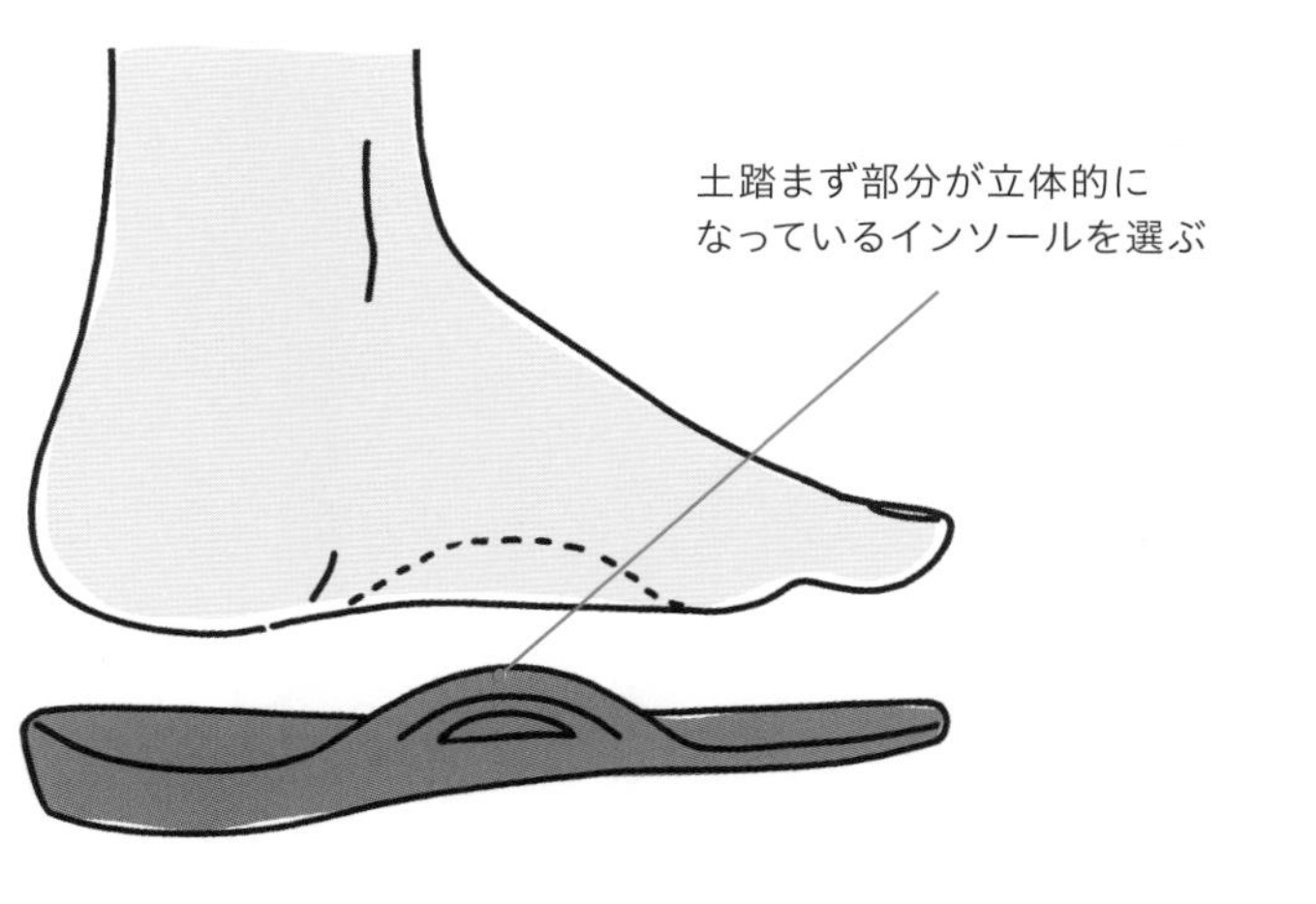

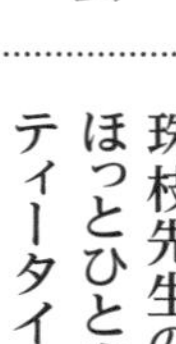

コラム

珠枝先生のほっとひと息、ティータイム

ストッキングのはき方にも注意を！

昔、「戦後、強くなったのは女性とストッキング」と言われました。ストッキングの素材がシルクからナイロンに変わったことで、飛躍的に強度が上がったのです。やがて、大量生産によって安く手に入るようになり、脚を美しく見せるファッションアイテムとして普及しました。

ストッキングは、つま先にたるみを作らず、一気に引き上げるのが上手なはき方とされています。確かに、見た目にはそうなのでしょうが、**ストッキングは強度があるため、このはき方では足の指が自由に動かしにくく、外反母趾になりやすくなります。**ストッキングは伸縮性があるので指も動かそうと思えば動きますが、動かしていない間はゴムバンドのようにジワジワと指を締め付けながら固定しています。引き上げる前に、予めつま先にゆとりを持たせておかなければいけません。

つま先に指が動かせるゆとりをもたせ、かかとを合わせてから、ゆっくりと引っ張り上げましょう。

タイツやハイソックス、靴下も同じです。はくときには、くれぐれもつま先のゆとりを気にしてください。

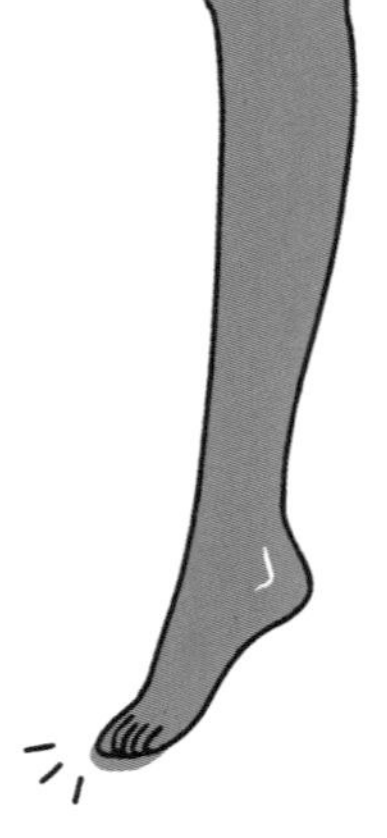

ストッキングに
ゆとりを持たせる

足指の体操で外反母趾を予防する

外反母趾の改善や予防に有効とされている足指の運動があるので紹介します。

ホーマン体操

横のアーチを支える母趾内転筋を鍛える体操です。

①幅の広いゴムバンドを用意し、床に座って足を投げ出し、かかとを合わせ、親指にゴムバンドをかけます。
②かかとを支点にして、つま先をゆっくりと広げます。ゴムバンドが伸びて、親指を内反方向に引っ張ります。
③ゴムを緩めて、元の位置に戻します。

足指グー・パー体操

親指の動きを滑らかにして、足底筋を鍛えます。

①椅子に座るか、床に座って足を投げ出し、指を開いてパーにします。
②指をグーにします。
③パー、グーと交互に行います。
慣れてきたら、立位でも練習しましょう。靴の中でもグー・パー、歯磨き中もグー・パーすると、良いですよ。

ホーマン体操

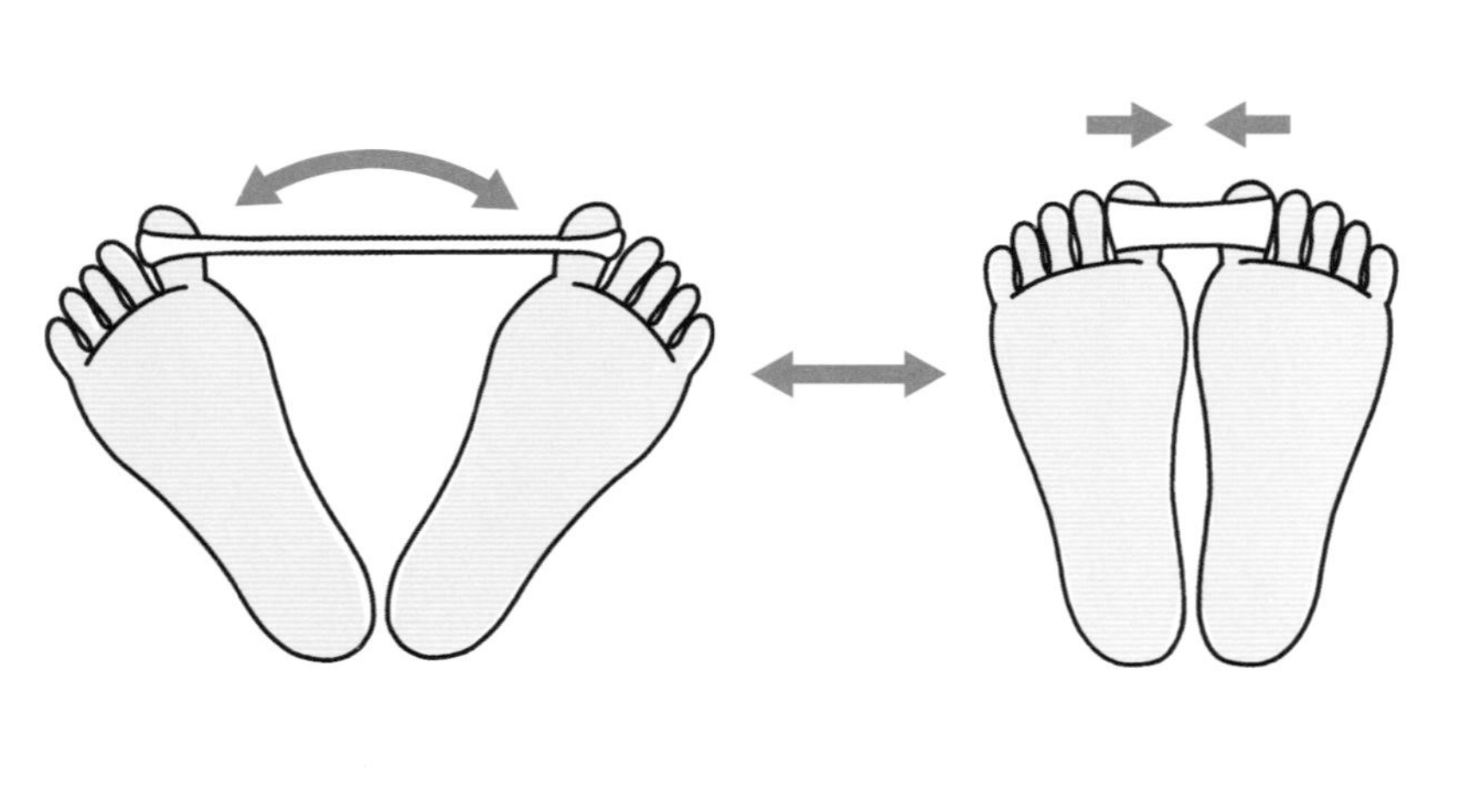

足指グー・パー体操

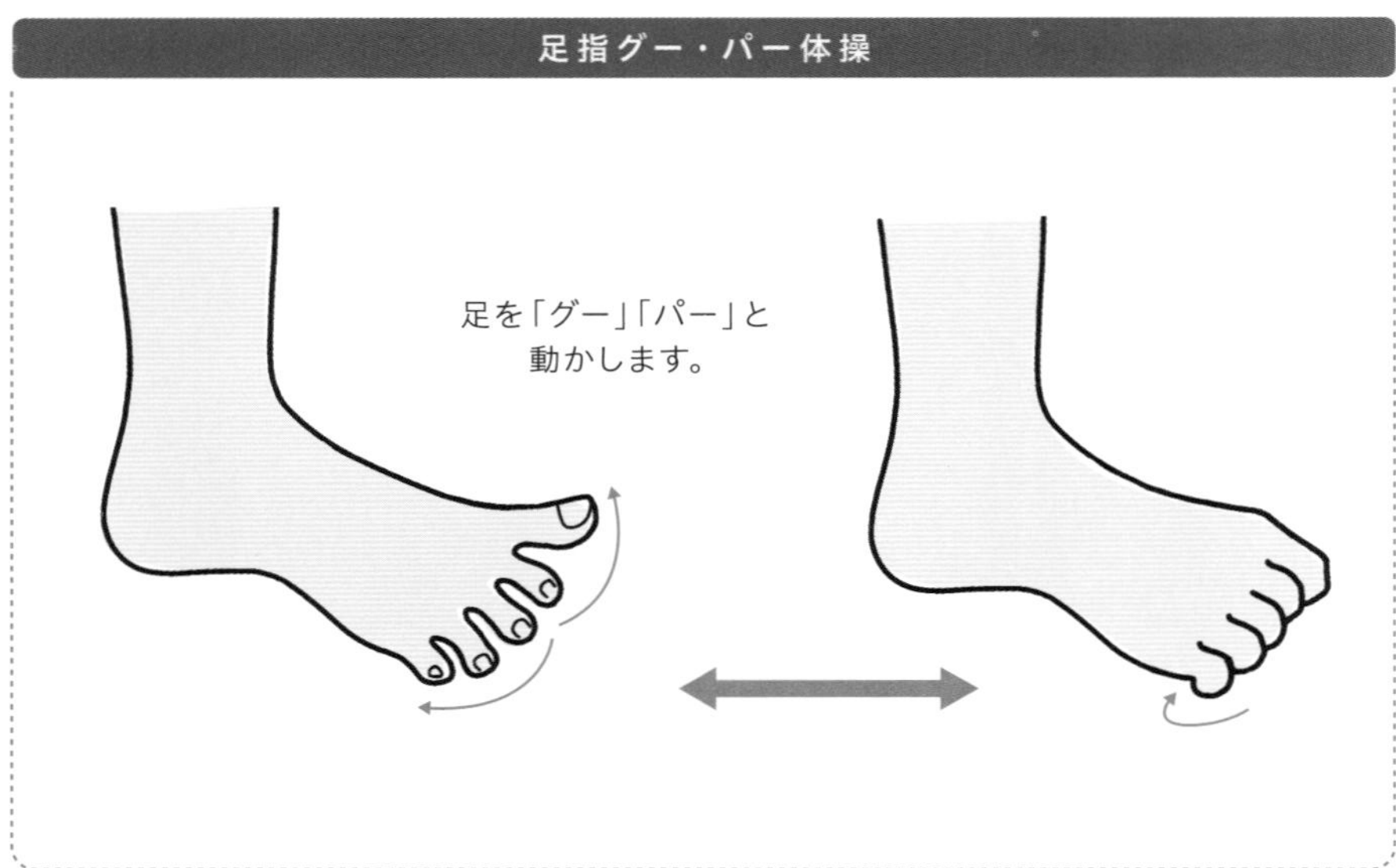

つま先立ち運動

つま先を立てると土踏まずが持ち上がるウィンドラス機構を強化する運動です。

①壁際などにつかまり立ちします。
②かかとを上げ下げします。

外反母趾の人は爪先立ちができません。外反母趾の改善の具合をチェックする運動にもなります。

かかとの上げ下げ運動

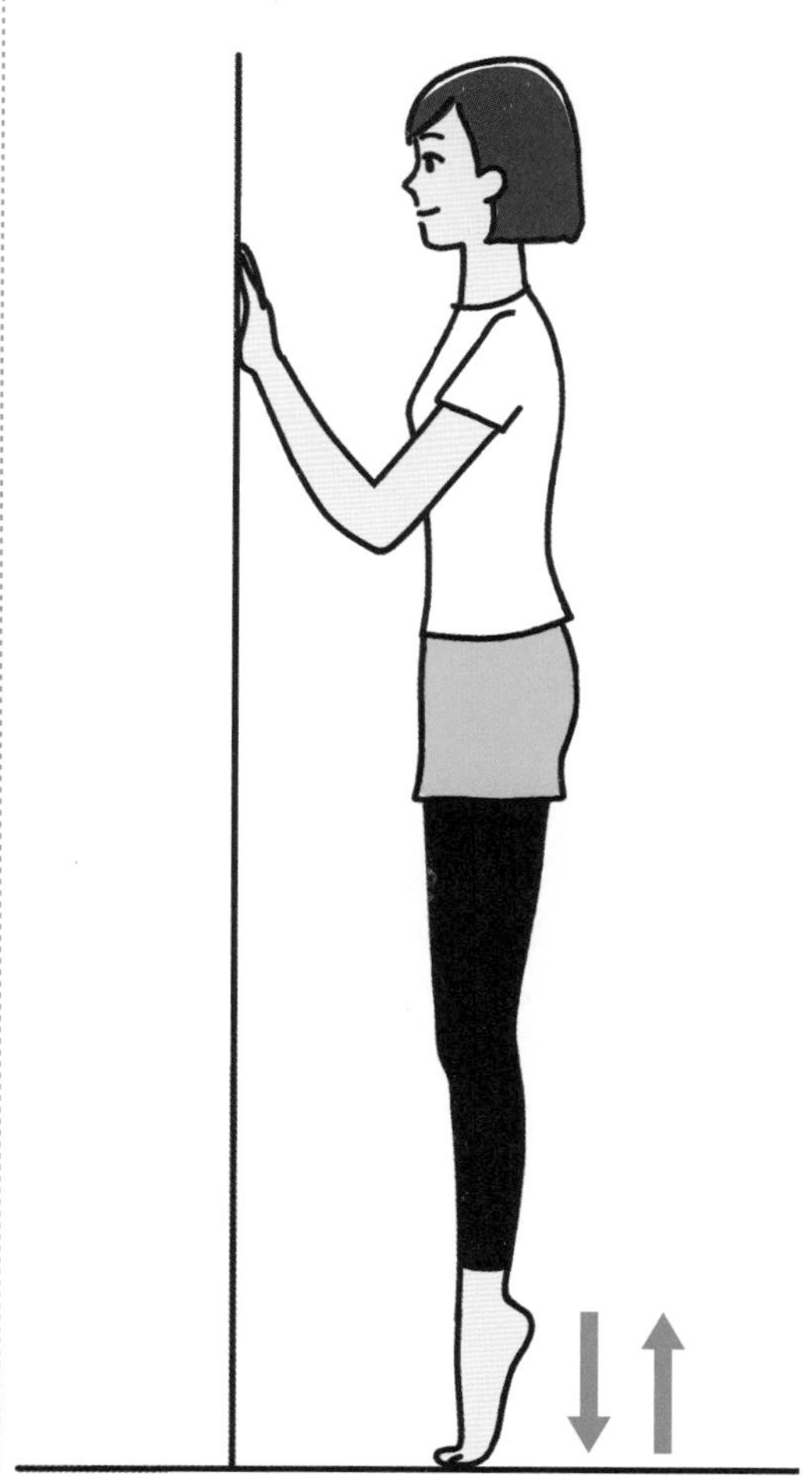

バレリーナのように、つま先に意識をおいて
つま先で立つ感じで
壁につかまってかかとを上げ下げします。

タオルつかみ運動

足底筋を鍛える運動です。

①床にタオルを敷きます。
②椅子に座って、両足の指を使ってタオルを手繰り寄せます。
③慣れてきたら、立って手繰り寄せてみましょう。

タオルつかみ運動

ヨガで体幹を鍛え、足や脚への負担を減らす

上半身の体幹を鍛えれば、上半身を支える脚や足への負担が軽減され、外反母趾など足のトラブルの予防になります。

体幹とはどこの部分なのか、少し詳しく説明しましょう。体幹とは胴体部分のことを言います。体幹＝インナーマッスルと思われている人も多いですが、アウターマッスルも含め、胴体を保つ筋肉は、すべて体幹筋と呼ばれています。

体幹を鍛えるにはさまざまな方法がありますが、ヨガもその一つです。体幹を鍛えるヨガのポーズをいくつか紹介します。

板のポーズ（プランクポーズ）

板のポーズは、強い体幹をつくるポーズです。腹筋、背筋のほか、全身の筋力も鍛えられます。

①両手を肩の下の位置におきます。
②足のつま先は立て、足先から頭まで斜め一直線になるよう意識します。
③お腹に力を入れたまま、呼吸を繰り返します。

板のポーズ

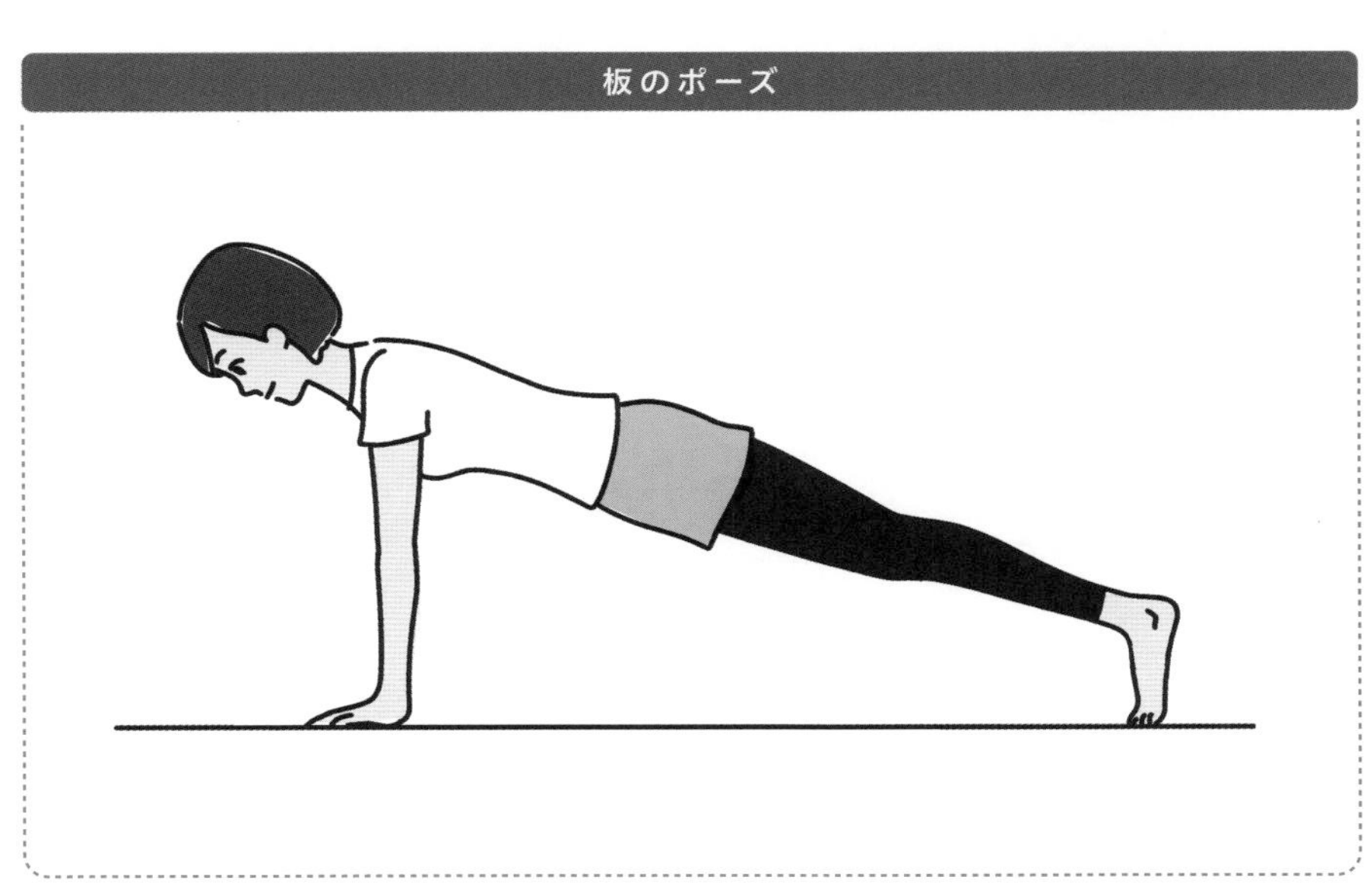

ドルフィンプランクポーズ

お腹を引き上げることで腹筋の強化になるポーズです。体幹も鍛えられます。

①肩の下に手をつき、ひじを曲げて床に置き、胴体と床が平行になるように意識します。
②ひじで床を押し、肩甲骨を広げ、鎖骨を胸骨から離すようにします。
③呼吸を繰り返します。

ドルフィンプランクポーズ

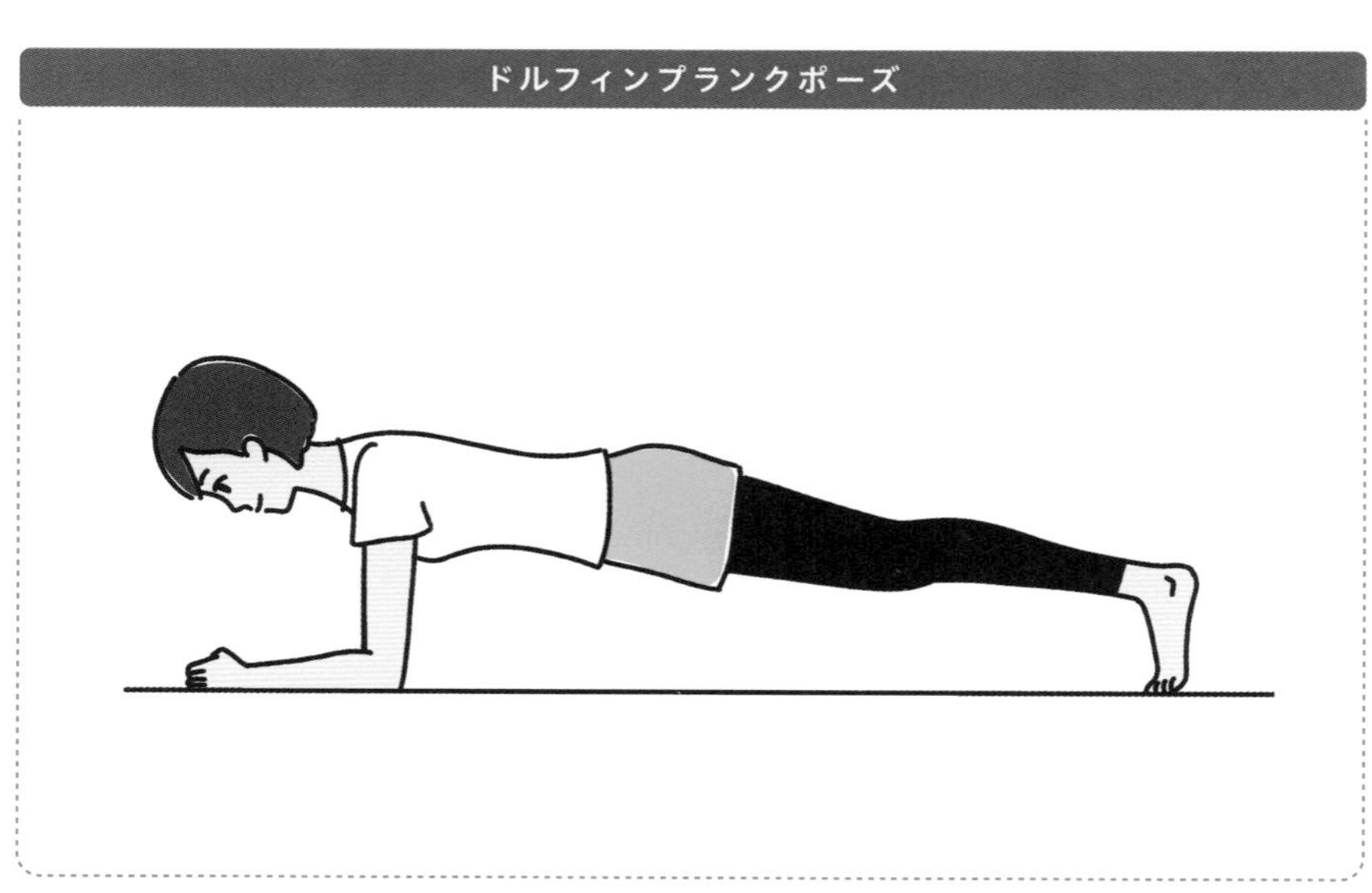

下向きの犬のポーズ（ダウンドッグ）

ヨガの基本ポーズで、背面をストレッチします。そのほか、姿勢を整え、体幹も強くなります。

①手は肩幅、足は腰幅に開いて、四つん這いになります。つま先は立てておきます。

②ひざを持ち上げ、尾骨を天井に向けるようにお尻を上げ、かかとを床におろします。

下向きの犬のポーズ

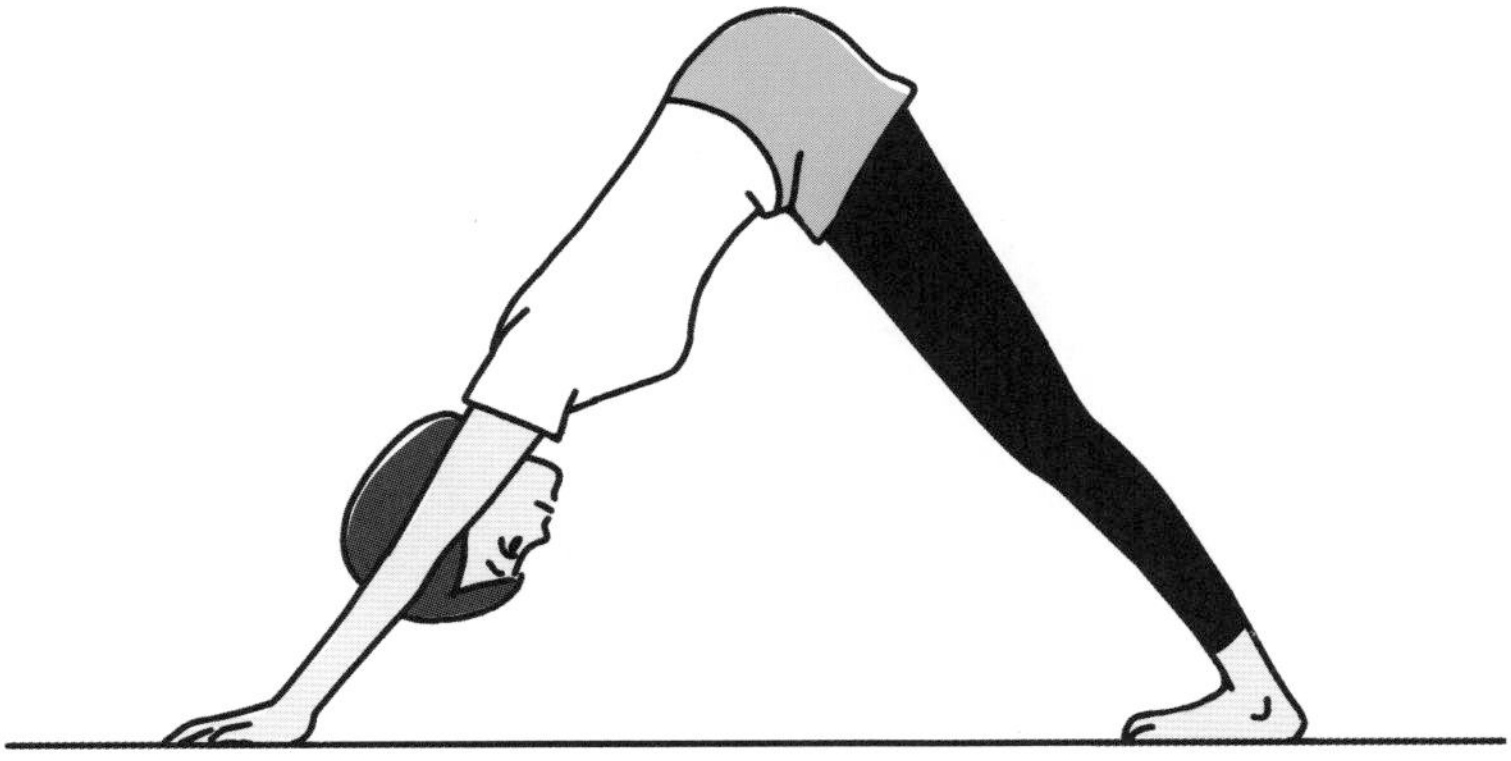

舟のポーズ（ボートポーズ）

腹筋を鍛えるポーズです。また、腸も元気にしてくれるので、便秘解消にも効果があります。

①床に両ひざを曲げて座り、ひざ裏を抱えて両足を持ち上げます。
②背筋を伸ばし、徐々にひざと手を伸ばしていきます。
③両手がまっすぐ正面に伸ばし切ったところでキープします。

船のポーズ

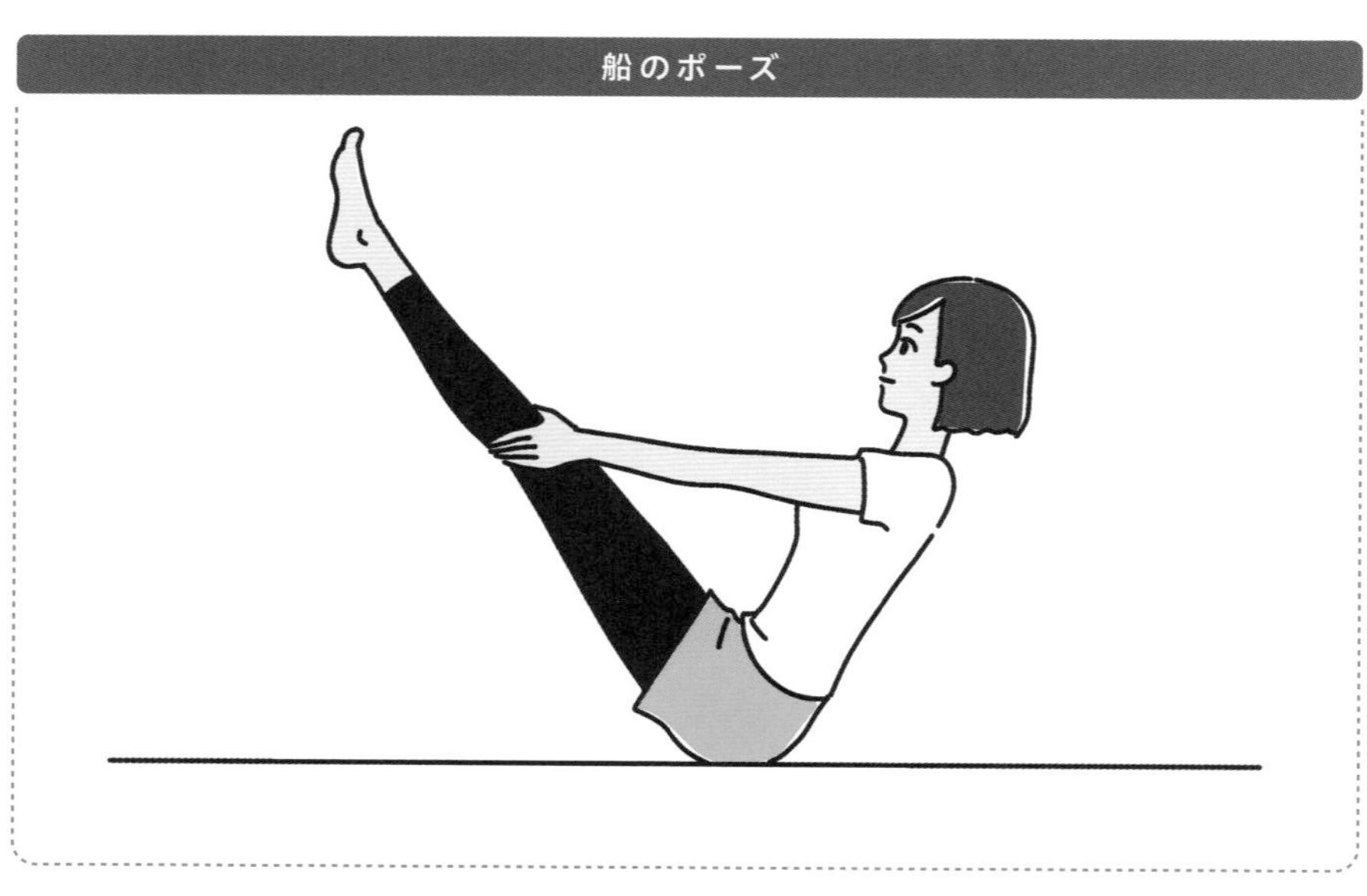

自然治癒力を活性化させましょう!

東洋医学は人間が持っている自然治癒力を引き出す医療だと第3章で述べましたが、科学が発達した現在、西洋医学でも人間の自然治癒力が証明されています。

人間の体内では、その人の不調改善に適した物質を作り出していることがわかってきました。例えば、脳内モルヒネと言われるエンドルフィンは、モルヒネの何倍もの鎮静効果があるそうです。副腎皮質から分泌される副腎皮質ホルモンは、アトピーや喘息を改善する成分です。

では、体内に備わった自然治癒力を活性化するには、どうしたらいいのでしょうか。

例えば、幸せホルモンと呼ばれているセロトニンは、治癒力にも関わっています。セロトニンを活性化するには、次のような方法が有効とされています。

- 朝、太陽の光を浴びること。太陽の光が目の網膜から神経回路を通じてセロトニンの分泌を促します。
- 一定のリズムで運動すること。ウォーキング、ジョギング、腹式呼吸、歌唱などです。
- 心地よさが得られる触れ合い。家族や友人とのスキンシップやコミュニケーション、ペットとの触れ合いなどが有効とされています。

朝の散歩などは自然治癒力の活性化にピッタリなのではないでしょうか。太陽の光を浴びながら歩くことで、筋肉も鍛えられます。時々、立ち止まって深呼吸すれば、酸素を取り込むことができ、脳や内臓も活性化されるでしょう。

外反母趾を改善すれば、自然治癒力を活性化する生活習慣を定着させることができます。まさに健康は足元からです。

外反母趾を改善し、再発を予防することで、読者の皆さんが心身ともに健康な生活を送っていただければ幸いです。

付　章

外反母趾について さまざまな疑問に 答えます

Q ハイヒールをはいていると、外反母趾になってしまいますか？

ハイヒールをはくとスタイルが良く見えるので、足が痛くなるのですが我慢してはいています。でも、外反母趾になるのも心配です。ハイヒールをはき続けていると、本当に外反母趾になってしまいますか。

A 外反母趾の根本原因は、ハイヒールではありません

ハイヒールをはくと、足の指に負担がかかり、正しい歩き方ができず、外反母趾になるリスクを高めることになるでしょう。しかし、かかとの低い靴でも先細のデザインの靴をはいていれば、足の指が自由に動かせず、指に負担がかかります。**外反母趾の根本原因は、靴の中で指を動かせていないことだと思います。**

外反母趾にならないためには、先端に余裕があり、かかとが脱げない靴をはいて、親指を使った正しい歩き方をすることが大事です。**親指をまっすぐにけり出し、土踏まずを使って正しく歩くことが、外反母趾予防の基本です。**

ハイヒールをはきたいのなら、オシャレをしたいときに短時間だけにしたらどうでしょう。普段は自分の足に合った靴で過ごし、ハイヒールは〝ここぞ〟というときの勝負靴として楽しめばいいのではないでしょうか。

Q 外反母趾の矯正装具は、効果がありますか？

外反母趾で足が痛いので、親指と人差し指の間に矯正装具を使っています。改善効果は期待できるでしょうか。

A 指を固定してしまうので、根本治療にならないのでは……

親指と人差し指の間に矯正グッズを入れてしまうと、親指も人差し指も自分の意志で動かすことができません。それでは正しい歩き方ができないのではないでしょうか。また、指の間に矯正グッズをはさむことで足の幅が広がり、開帳足を増長しかねません。痛みが強まってしまう心配もあります。

外反母趾が進行して親指の上に人差し指が乗りかかっているようなケースで、矯正装具を使用することがあるようです。しかし、私の治療院では、そのような症状の場合でも、指を動かせるようにする根本治療を目指して施術しますが、矯正装具を使わずに改善した患者さんが多数いらっしゃいます。

Q 外反母趾は手術でしか治らないのですか?

病院で外反母趾を診てもらったら、「手術でしか治らない」と言われました。できれば手術を避けたいのですが、手術以外で改善することは可能でしょうか。

A 手術しないでも改善した例は、たくさんあります

手術をするとなると、4~5日入院し、術後2週間ほどギプスで固定し、その後、徐々に足に体重をかけていきます。一般的には2か月ほどで元通りに歩けるようになります。

ただし、手術によって外反母趾を矯正できても、足のアーチは矯正できません。手術後にアーチをサポートするインソールを使い、足のアーチを復活させるリハビリが必要になってきます。

手術は最終手段であり、しかも手術をしたからといって、必ずしも完治するわけでもありません。

手術をする前に、崩れたアーチを取り戻す方法を試みてはどうでしょうか。親指を意識して歩く、正しい姿勢を心掛ける、自分の足に合ったインソールを使用するなどで、かなり改善するはずです。

私の治療院でも、病院で「手術しなければ治らない」と言われた外反母趾の患者さんが改善した例はたくさんあります。「外反母趾がどんどんひどくなり、もう治らないと諦めていましたが、珠枝先生の施術で徐々に良くなり、日頃から自分で歩き方などに気を付けることで改善していく実感があります」

こんな患者さんの声もいただいています。

「手術でしか治らない」と諦めず、改善に向けてチャレンジしてみてください。

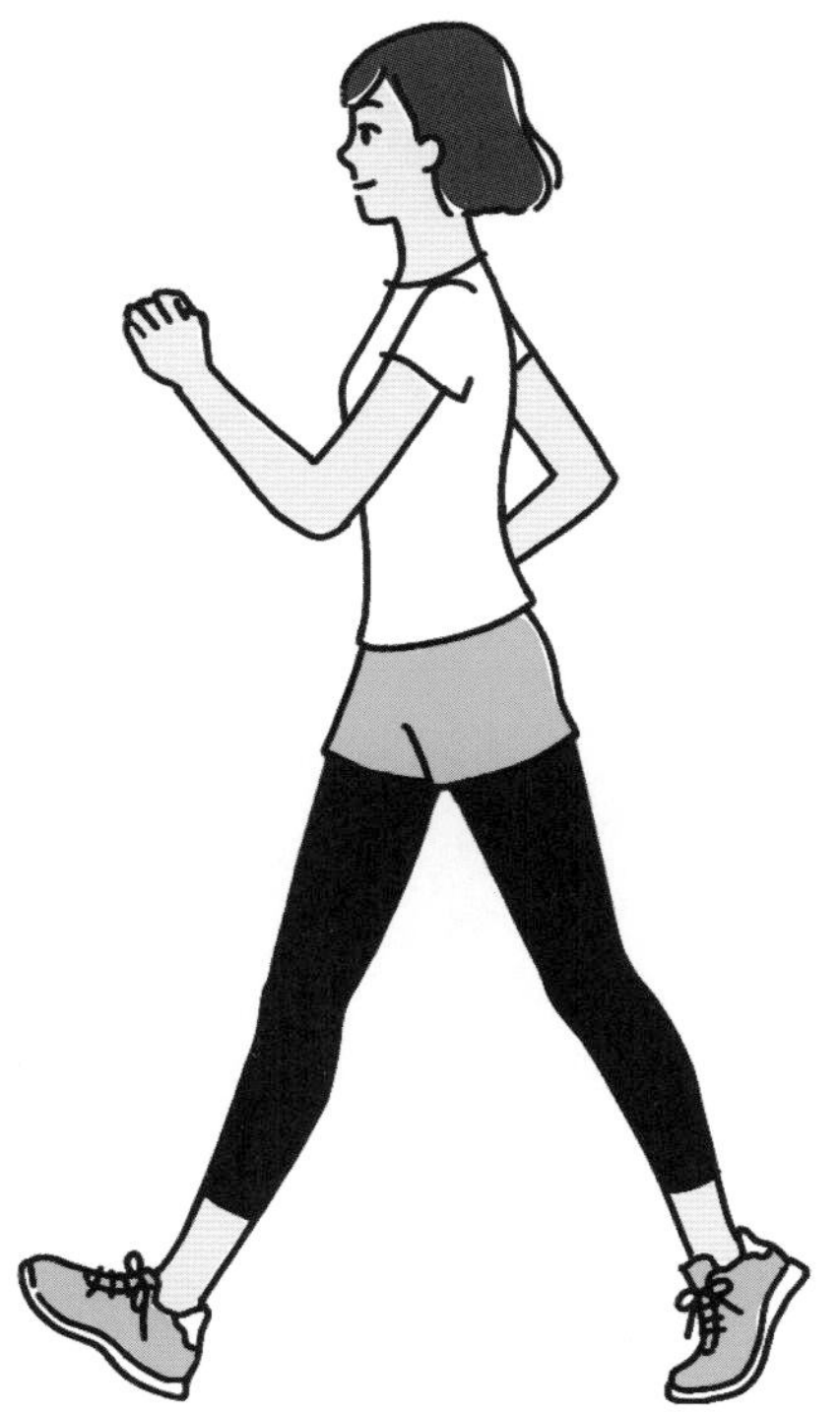

Q 足のアーチが崩れているかどうか、自分で知る方法はありますか？

外反母趾は足のアーチの崩れと関係していると聞きました。足のアーチが崩れているかどうか、自分でチェックすることはできますか。

A 足を濡らして足型をとれば、縦アーチの崩れがわかります

縦のアーチに関しては、ある程度わかります。足裏を濡らして紙の上に立ってみてください。足裏の形がベタっと付いていれば、縦アーチが消失した扁平足になっているということです。

横のアーチに関しては、自分で足を見てもなかなかわかりません。足の横が靴に当たるようになった、浮指になったなどの症状が出て、初めて気付くことになります。

親指をけり出す歩き方をするなど、親指を動かすことを普段から意識して、足のアーチの崩れを予防しましょう。

Q なぜエトレ方式で外反母趾が改善されるのですか?

エトレ方式の施術で外反母趾が改善したと聞きました。どうして改善できるのですか。

A 親指を動かすという根本治療を目指しているからです

外反母趾の根本原因は、足の親指を動かせていないことだと考え、痛みが出ている足の筋肉や関節の緊張を取り、親指や他の指も動かせるようにします。

親指が動かせるようになれば、親指をけり出して歩くことができます。他の指も地面をしっかりとつかまえられるようになり、足のアーチも回復し、正しい歩き方ができるようになります。

くの字に曲がった出っ張りは、1回の施術で改善するわけではありません。指が動くようになることで、正しい歩き方ができるようになり、それまで使っていなかった指の筋肉が回復してくると、足の変形が改善されてきます。

痛みが出ている足の筋肉や関節などの緊張を取るときに、細胞レベルの波動をとらえ、波動が共鳴する共鳴穴を見つけ、施術します。この施術法がエトレ方式です。エトレ方式は鍼灸治療とエネルギー療法を組み合わせたオリジナルですが、今までさまざまな症状の改善を実現しています。

Q エトレ方式で使っているエネルギー療法とは、どんなものなのですか？

エネルギー療法と言われても、ピンときません。どんな施術法なのですか。

A エネルギーの共鳴現象を応用した療法です

エトレ方式は、19世紀末の波動医学や20世紀の量子力学を基礎にした、同一物質の量が同じときに最大共鳴が起きるというエネルギー理論を応用した療法です。

トラブルのある場所の、正しい筋肉や関節などのフィールドを施術者がイメージすることで、最大共鳴する場所（共鳴穴）を探します。細胞レベルの波動を合わせることで共鳴が起きます。共鳴穴を見つけて施術することで、筋肉や関節などが本来の状態に戻り、外反母趾を含めさまざまなトラブルが改善します。

細胞の波動やエネルギーの共鳴穴は、目には見えないものなので、一般の方にとってはピンとこないかもしれません。しかし、同一物質が同じ量のときに最大共鳴が得られるという理論に基づいたエネルギー療法を取り入れている医師や薬剤師も多数います。私は独自に鍼灸療法に取り入れ、エトレ方式と名付けたのです。エトレ方式で症状が改善した患者さんが多数いらっしゃることが、エトレ方式の有効性を証明しているのではないかと思います。

Q 男性や子どもも外反母趾になるのですか？

外反母趾と言うと女性がなるというイメージですが、男性や子どもも外反母趾になるのでしょうか。

男性も親指をまっすぐけり出す正しい歩き方を心掛けることが大事です。

子どもには裸足で遊ばせるなど、成長に応じて土踏まずが形成されるように、周囲の大人が気を付けてあげましょう。

A 男性でもなり、子どもの外反母趾は増えています

先細の靴をあまりはかない、筋力があるなどの理由で、男性には外反母趾が少ないと言われていますが、男性は絶対にならないというわけではありません。悪い歩き方の癖などで、体重が足に均等にかからず外反母趾になる男性もいます。

また、子どもが外遊びをしなくなったことなどで、土踏まずができず、扁平足のまま成長し、外反母趾になるケースが増えて問題になっています。

Q タコとウオノメの違いは？

足の裏にタコができ、少し痛みがあります。ウオノメとはどう違うのでしょうか。

A ウオノメはタコが進行したものです

タコやウオノメは歩き方の癖などで同じ場所に体重がかかったり、合わない靴を長時間はいていたりすることでできます。同じ場所に刺激が何度も加わることで皮膚が固くなってしまうのです。

外反母趾、内反小趾、ハンマートゥ、開帳足などがあると、タコやウオノメができやすくなります。

タコは医学的には胼胝（べんち）と言い、表皮の角質層が分厚く盛り上がった状態になります。

ウオノメは医学的には鶏眼（けいがん）と言い、タコが進行して真ん中に芯ができています。タコよりも痛みが強くなります。

タコは広範囲に硬くなりますが、ウオノメはピンポイントで硬くなります。

Q インターネット通販で靴を買うのは?

共働きなので、日用品や食品などをインターネットの通販で買っています。靴も通販で買って問題ありませんか?

A 店頭で試しばきをして購入するのがベスト

忙しい現代、家に居ながらインターネットで商品を購入できるのは、とても便利です。ただし、靴の場合は、返品が可能かどうか、返品の送料はどちらの負担になるのかを必ず確認しましょう。

靴はサイズ表示だけで、ピッタリ合うかどうかはわかりません。足先に余裕があるのか、甲の部分、かかとまわりが自分の足に合っているのかどうかが重要です(107ページ参照)。実際にはいて確認する必要があります。

店頭ならば試しばきができますし、大きいと感じたら1サイズ下の靴をその場ではいて確認できます。それも合わなければ、別のデザインの靴を選びなおして試すこともできます。

通販では、試しばき用に何個も取り寄せできません。場合によっては返品を繰り返すことになり、時間も手間もかかってしまいます。

靴に関しては、通販よりも店頭で試しばきをして購入することをオススメします。

Q タコやウオノメの処置は、どうすればいいのですか？

タコができているのですが、市販のヤスリなどで削ればいいのでしょうか。

A 病院で処置することをオススメします

タコやウオノメを自分で削ることよりも、タコやウオノメができる原因を取り除くことが大事です。歩き方の癖をなおしたり、自分の足に合っていない靴を変えたりすることで、症状が軽減されます。

ヤスリで削ったり、皮膚を柔らかくする成分の入った絆創膏を貼ったりするセルフケアは、患部を取り切れなかったり、反対に削り過ぎたり、皮膚を柔らかくし過ぎたりする心配があります。特にウオノメの芯が深いと、ムリに取ろうとして細菌が入ってしまうリスクがあります。皮膚科で処置してもらったほうが良いでしょう。特に、糖尿病の人は細菌感染しやすいので、必ず病院で処置してください。

タコとウオノメのできやすい原因と場所

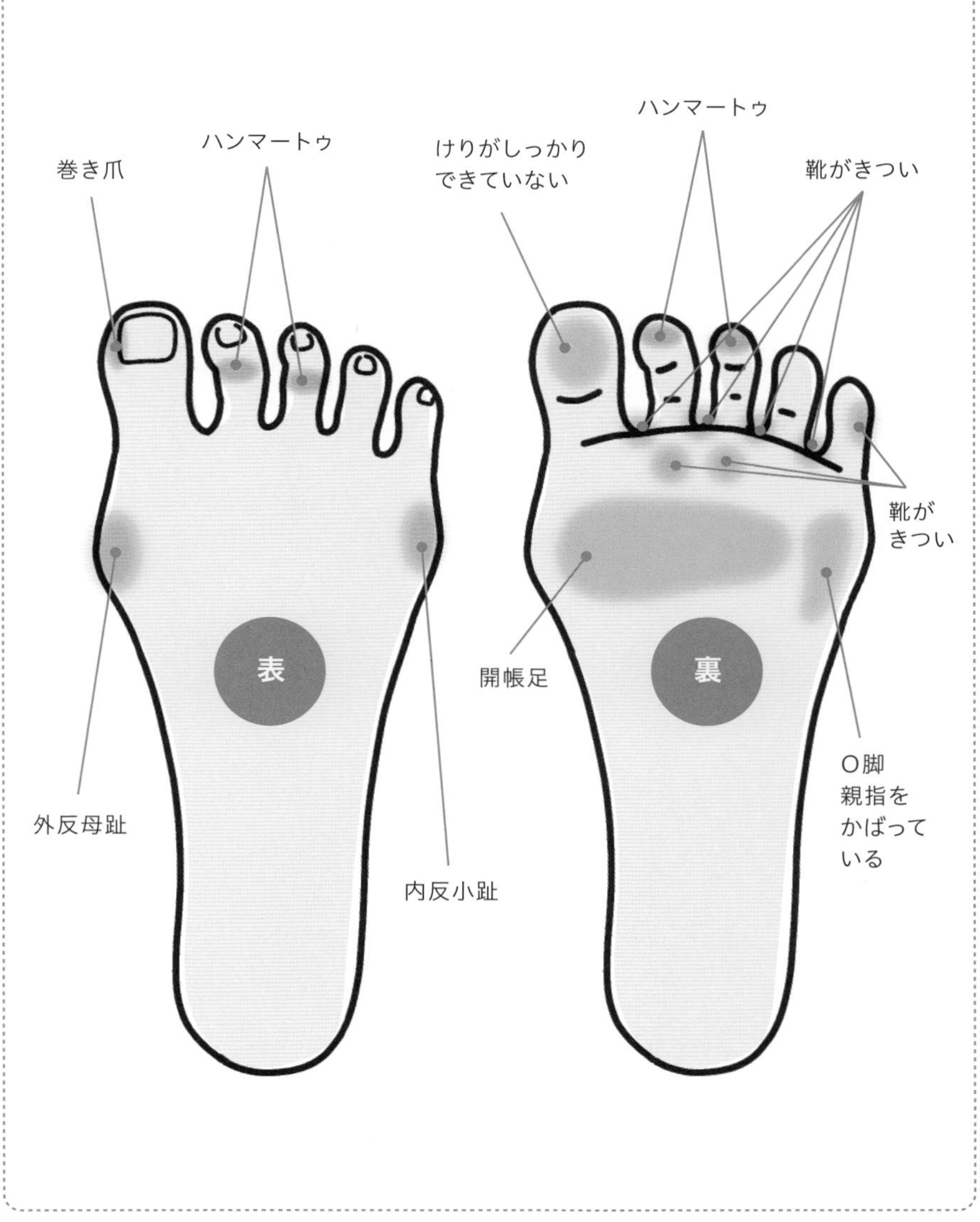

Q 外反母趾にならない椅子の座り方を教えてください

デスクワークの仕事なので、毎日8時間椅子に座っています。外反母趾にならないために、良い座り方があれば教えてください。

A 足の裏全体が床に着くように座りましょう

椅子に座っているとき、足を組んだり、交差させたりすると、股関節や骨盤が歪む原因になります。歪みがあると、足に体重が均等にかからず、外反母趾などのトラブルが生じてしまう可能性があります。両ひざを揃え、足の裏全体が床に着くように座りましょう。

デスクワークにはヒールのある靴ではなく、甲の部分がしっかり保てるようなコンフォートタイプのサンダルや室内ばきがオススメです。

ちなみに、テレビの女性ニュースキャスターが脚を斜めにして座っています。見た目は素敵ですが、足の健康には良くないと思います。

足のアーチを保護する座り方

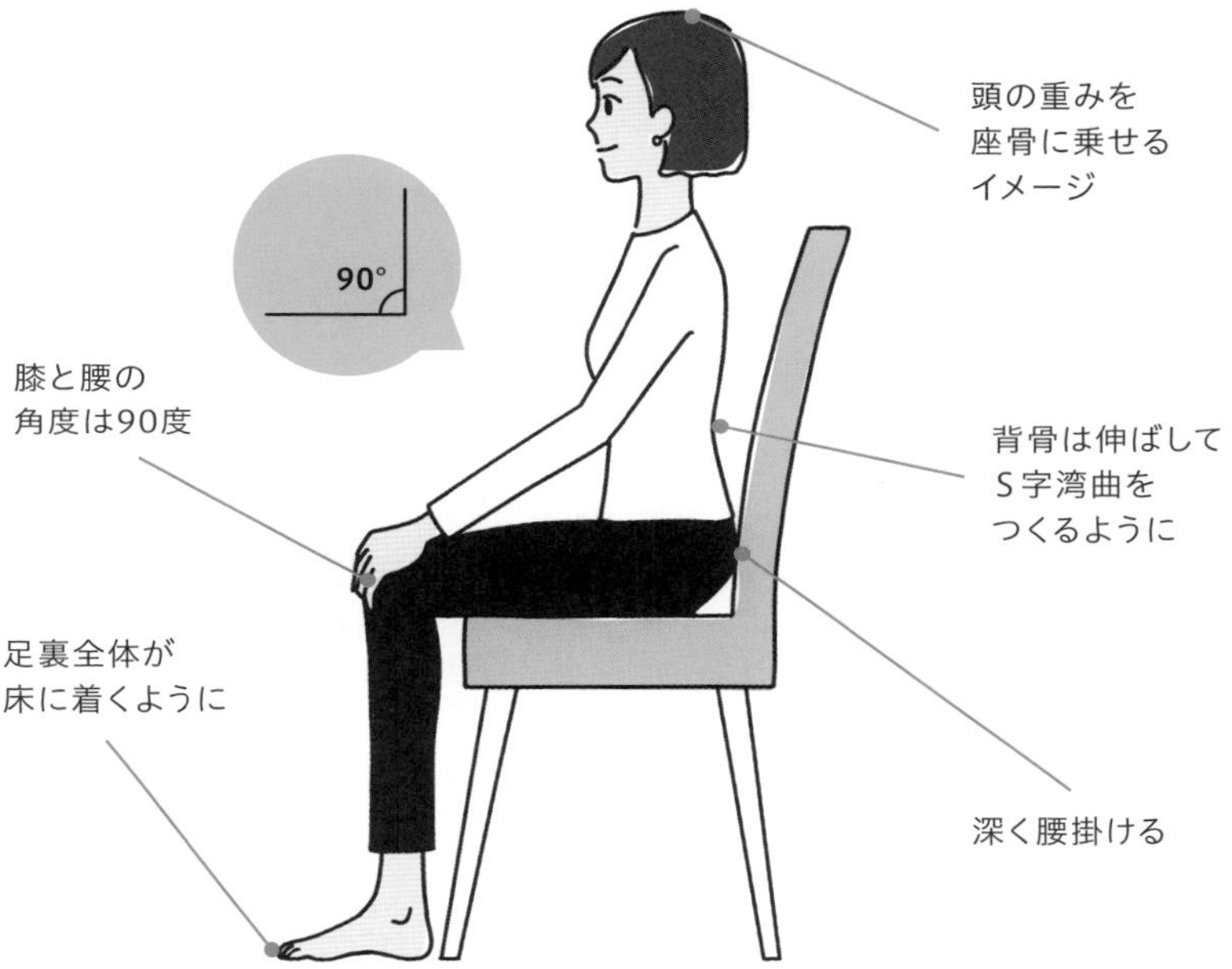

90°

頭の重みを
座骨に乗せる
イメージ

膝と腰の
角度は90度

背骨は伸ばして
S字湾曲を
つくるように

足裏全体が
床に着くように

深く腰掛ける

コンフォートタイプのサンダル

甲の部分が
しっかりと保持され、
靴の床部分が
足裏のアーチに
合っている

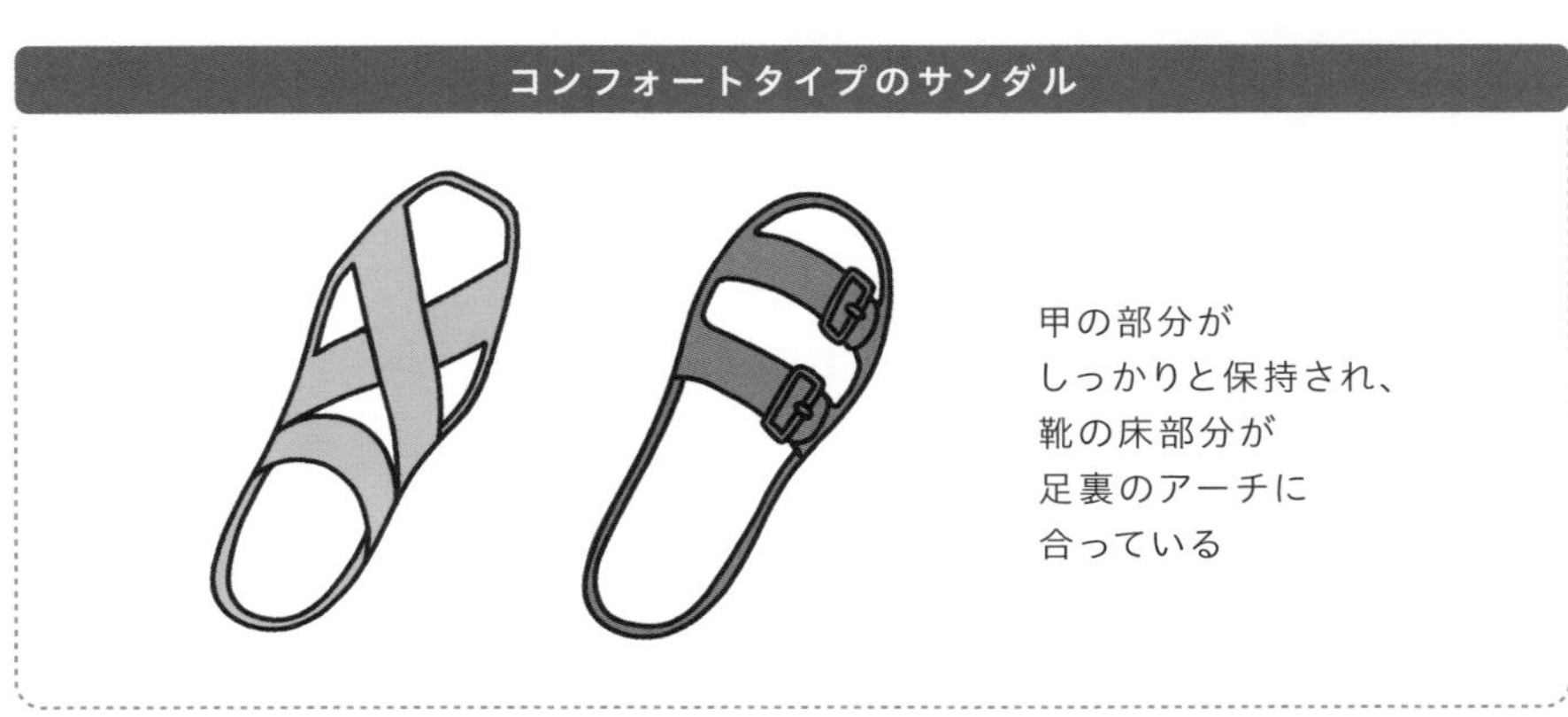

Q フットケアにオススメのマッサージは?

健康な足を目指して、自分で足のマッサージをしようと思いますが、どんなマッサージをすればいいか教えてください。

A お風呂上りに保湿を兼ねてマッサージを

患者さんから「外反母趾の改善によいマッサージは」と聞かれることがあります。私はあん摩マッサージ指圧師の国家資格を持っていますが、外反母趾の改善に有効なマッサージとなると、正確な場所を的確な強さで揉まなければいけません。やはり、プロでなければ難しいでしょう。

しかし、外反母趾に直接効くわけではありませんが、セルフケアとして簡単な足のマッサージをするのは良いことだと思います。

血行が良くなり、筋肉や腱などの緊張が取れ、足の指が動きやすくなるので、その意味で外反母趾の改善につながるでしょう。足の疲れも取れ、リラックス効果も得られます。

お風呂上がりに、保湿効果のあるクリームをつけて、マッサージすると良いでしょう。ふくらはぎ、足首、かかと、足裏、つま先まで、まんべんなく行います。手のひらや指の腹で、なでたり、さすったりしてください。軽い刺激で血行が良くなります。

足のマッサージのやり方

足裏は少し強めに
押してもOK

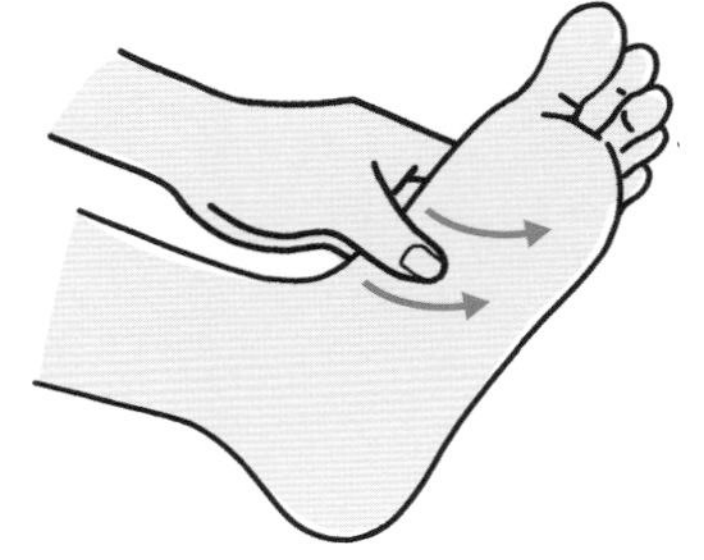

指は指先からつけ根へ
円を描くように

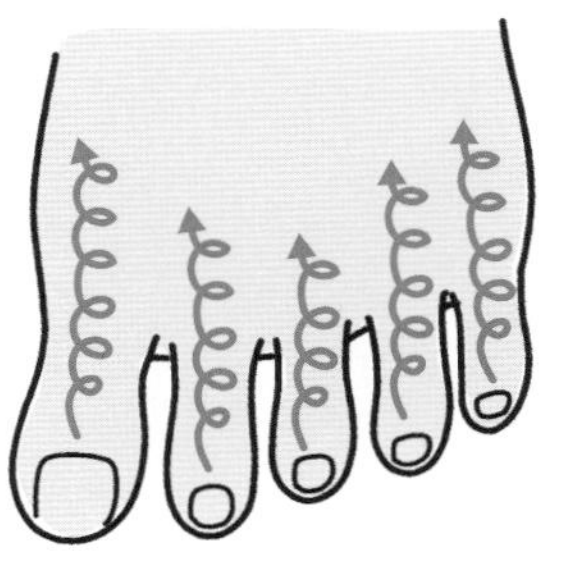

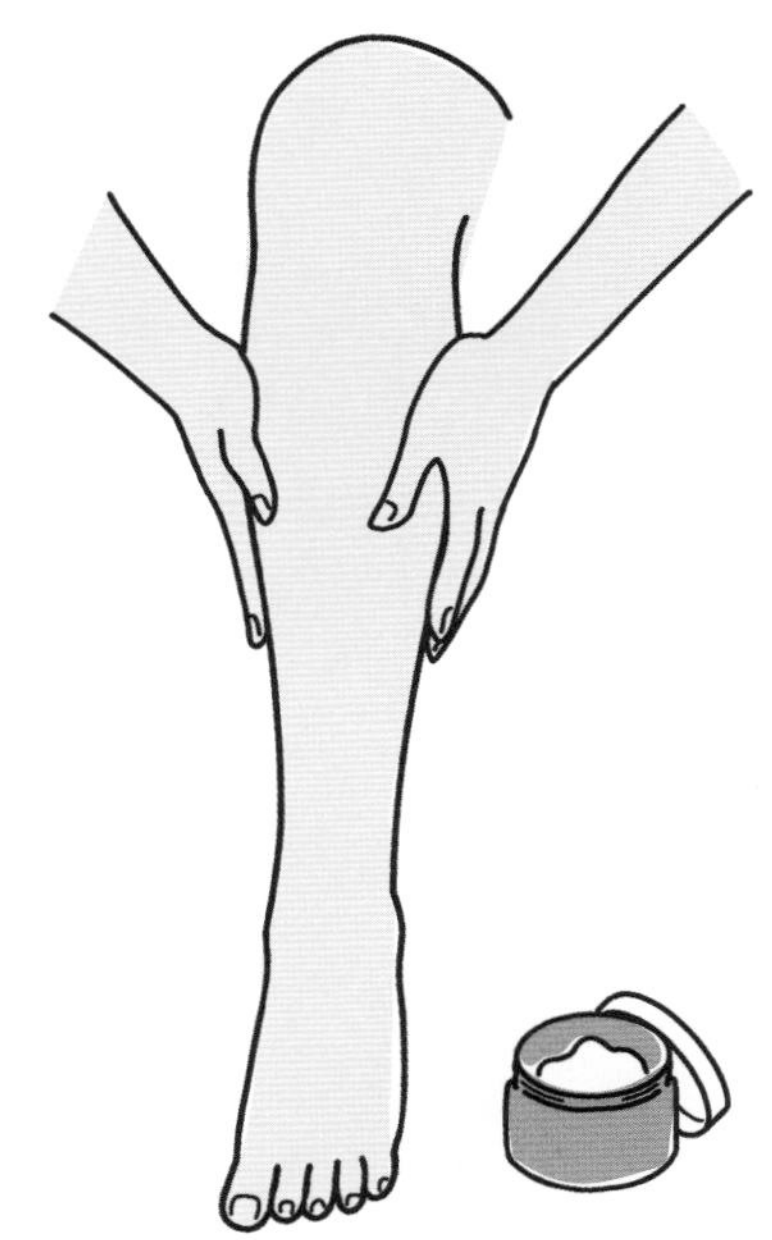

ふくらはぎ・足首・かかと・足裏・つま先などは、保湿クリームなどを使って手のひらや指の腹で圧をかけながらマッサージをする

爪のまわりは重点的に、
根元に向かって
マッサージ

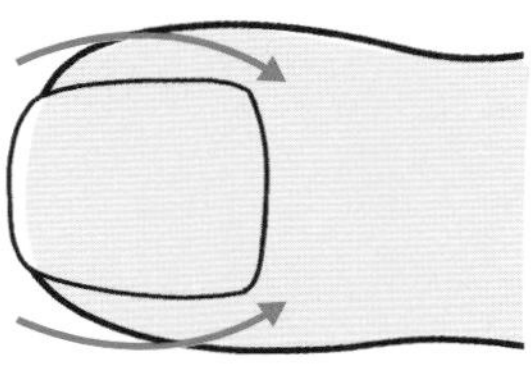

Q 家の中では素足とスリッパ、どちらがいいですか？

一戸建ての日本家屋に住んでいるので、外出から帰ると玄関でスリッパにはき替える習慣がついています。外反母趾の予防のためには、スリッパははかないほうがよいのでしょうか。

A 素足か5本指ソックス、安定性のある室内ばきを

スリッパや滑り止めのない室内ばきは、足の裏が密着しないため、足が前に滑り、脱げないように指の付け根で踏ん張ってしまうので、開帳足になりやすくなります。また、つまずきやすく、転びやすくなります。

夏なら素足で、冬なら指1本1本で床を踏みしめることができる5本指ソックスをはくか、足の裏がぴったりで滑り止めのある室内ばきがオススメです。

また、近所へ出かけるときなど、つっかけをはきがちですが、すぐそこまでと思っても、自分の足に合った靴、サンダルなら足首を固定するベルトのあるものをはくようにしましょう。

おわりに

最後までお読みいただき、ありがとうございます。

私はもともと臨床検査技師として大学病院に勤務していました。日々、顕微鏡でさまざまな患者さまの細胞を見ていて、人体の不思議に魅せられ、鍼灸師の資格が得られる専門学校に入学したのです。臨床検査技師として西洋医学の知識を併せ持っていたことは、鍼灸治療の確実性を高めることにつながったのではないかと思います。

25年前に独立して治療院を開業し、鍼灸治療を行いながら、西洋医学の視点からも症状をチェックしていました。しかし、治療院にはさまざまな症状の患者さんが来られるので、施術の幅を広げようと、講習会などに参加してエネルギー療法を学びました。波動医学やエネルギーの共鳴現象などは、目には見えないエネルギーという点で、東洋医学の気の概念とも通じるものがあり、私にはしっくりときたのです。

試行錯誤しながら、古典的鍼灸治療に新たに学んだエネルギー療法をプラスした独自の施術法を考案しました。エトレ方式と名付けて実践してみると、確かな手応えがあったのです。さまざまな症状が改善していき実績が積み重なることで、患者さんの役に立っているという自信も持てるようになってきました。現在では直弟子の桑羽芳明先生も、関西で施術を行っております（URL：http://www.etre-seitai.com）。

そうした実践の場で、外反母趾の患者さんが多いと感じるようになりました。施術をしていく中で、親指が使えていないことが根本原因ではないかと考え、指が自分の意志で動かせるようにすると外反母趾が改善し、ひざの痛みや腰痛なども軽減していったのです。

外反母趾が改善されると、体の歪みがなくなり、脚がまっすぐになり、姿勢が良くなることでヒップアップ、バストアップの効果も出ました。そのほかにも、フェイスアップやぽっこりお腹がなくなり、ウエストが細くなるという効果もありました。

施術後の患者さんを見て、足の指を動かせるようにすることがいかに大事か実感しました。外反母趾の痛みに悩んでいる人、外反母趾は治らないと諦めている人などに、私の取り組みを知っていただければと本書を著しました。外反母趾予備軍の人たちにも読んでいただいて、健康な足を維持していただければと思います。健康と美は足元からです！

私にとって初めての本ですが、１人でも多くの人の参考になれば、こんなにうれしいことはありません。

著者記す

謝辞

本書を出版に際しまして、一方ならぬお骨折りをいただきました株式会社現代書林の萩原敏明さまをはじめ、関口章子さま、佐藤真由美さま、多大なる励ましと丁寧な助言をいただき心から御礼申し上げます。

「スマートフォン電磁波照射によるミクログリア細胞の活性化を施術により軽減しているように見える」の実験において、東京医科大学名誉教授の工藤玄恵先生に多大なるご指導とご援助をいただきました。三井記念病院病理診断科の松木由法博士に全行程においてご協力していただいたことを、ここに厚くお礼を申し上げます。

鍼灸にかかわらせていただいた先生方、日本バイ・ディジタルO－リングテスト医学会の先生方、波動施術に関係していただいた先生方、貴重なご指導をありがとうございました。

東洋治療院エトレに足を運んでいただいた、たくさんの患者さまに、こころよくご協力をいただいたことに感謝申し上げます。

株式会社リーガル・コーポレーション吉田祐嗣さま、職種が違うなか、温かいご指導をいただき助かりました。これからもどうぞよろしくお願いいたします。

RoomETRE・エトレ会・天空エトレワークショップに参加者の皆さま、未熟者のわたしを温かく支えていただいているおかげで、施術手技の貴重なひらめき、発見をたくさんいただいております。ありがとうございました。これからもお付き合いのほどどうぞよろしくお願いいします。

家族、亡き両親、たくさんの皆様に感謝します。

著者プロフィール

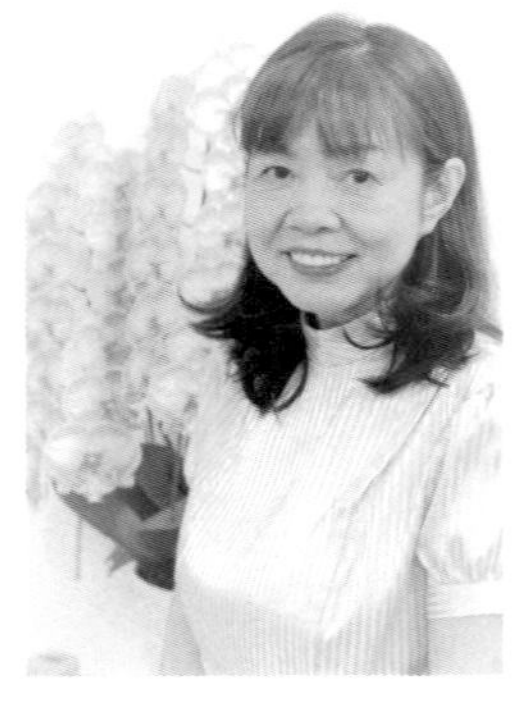

原 珠枝（はら・たまえ）［旧姓:有賀たま江］

長野県生まれ。1975年臨床検査技師免許取得。東京衛生学園専門学校卒業後、はり師・灸師・あん摩マッサージ・指圧師免許を取得。1995年に東洋治療院 エトレ（現浅草エトレ）［浅草］を開院し、2005年に東洋治療院 銀座エトレ［銀座］を開院。2009年に日本Bi-Digital O-Ring Test医学会認定師、2014年に登録販売者免許を取得。2018年には日本Bi-Digital O-Ring Test医学会昇段を取得した。現在は治療のほかに、国内や海外で数多くの講演を行っており、2019年には第12回ヨーローッパ統合医療会議（バルセロナ・スペイン）や、第35回国際バイ・ディジタルO-リングテストシンポジウム（ニューヨーク）などで講演を行っている。

痛くて歩けない外反母趾の治し方

2020年 9月26日 初版第1刷

著　者 —— 原 珠枝
発行者 —— 坂本桂一
発行所 —— 現代書林
〒162-0053 東京都新宿区原町3-61 桂ビル
TEL／代表 03(3205)8384
振替00140-7-42905
http://www.gendaishorin.co.jp/

ブックデザイン＋DTP —— 吉崎広明（ベルソグラフィック）
本文イラスト —— にしだきょうこ（ベルソグラフィック）

印刷・製本（株）シナノパブリッシングプレス
乱丁・落丁本はお取り替えいたします。

定価はカバーに表示してあります。

ISBN978-4-7745-1874-9 C0047